爬[illegible]和爬坡都能健步如飛！

名醫傳授

髖關節

疼痛自癒術

顛覆「髖關節痛治不好」的舊有常識

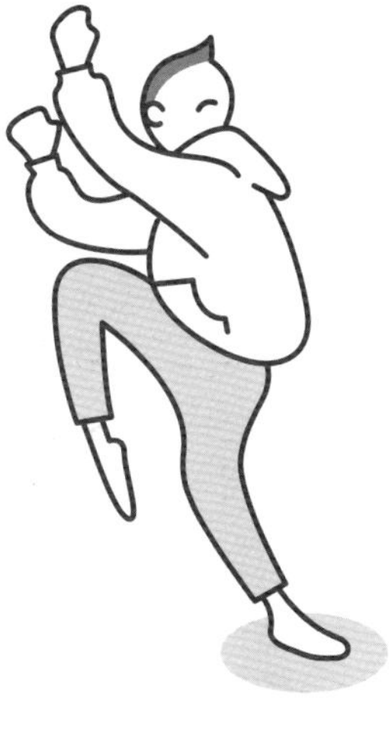

目錄

名醫傳授髖關節疼痛自癒術

PART 1

PART 2

PART 3

PART4

緩和【髖關節疼痛】的簡單動作……61

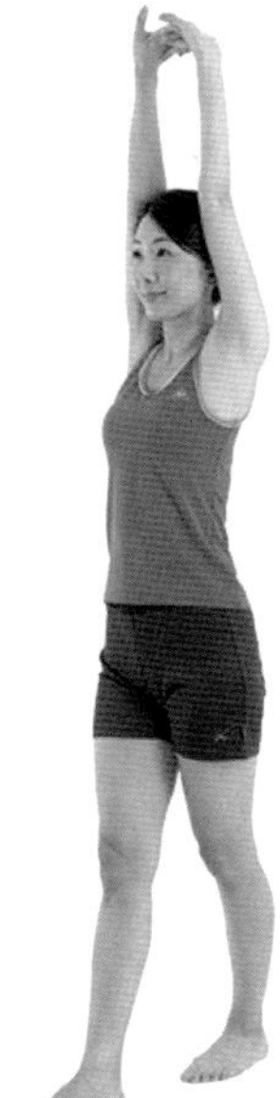

PART 5

有效治療【髖關節疼痛】的穴道療法、中藥材……113

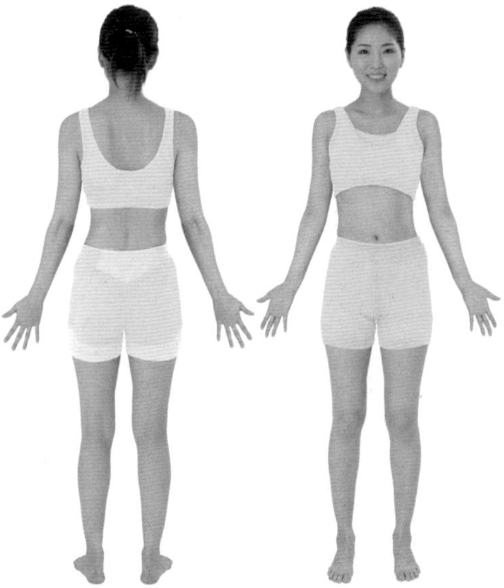

PART 1

【髖關節】老化會縮短壽命！

石部基實診所院長／醫學博士
石部基實

關節痛不僅讓整個人的外表顯老，也容易引起內臟疾患或憂鬱症狀

強忍著疼痛導致日常動作受到限制

我是一名專治【髖關節】問題的骨科醫師。以骨科醫師的角度看人體，我認為當【髖關節】為首的關節開始老化，將會進一步對全身性老化造成極大影響。

其中尤其明顯的是「外表年齡」。當【髖關節】和腰、膝等關節開始老化並誘發疼痛，站、坐、走路等日常動作將逐漸受到限制。

舉例來說，走路時感到疼痛的人容易因為擔心「愈走愈痛」而寧願過著不走不動的生活。

然而長期持續這樣的生活，肌肉會因為運動不足而逐漸衰退。一旦支撐關節的肌肉退化，關節所承受的負荷反而更大，進一步陷入日常動作受到限制的惡性循環中。除此之外，每天強忍著慢性疼痛也會對身心造成極大壓力，長期的壓力容易使精神處於超負荷狀態。

而這樣的情況只會導致站立、走路姿勢變得更糟。人類的精神狀態往往會表現在姿勢上，感到強大壓力時，背部容易不自覺彎曲、雙肩垂落並向前位移，也就是我們常說的「駝背」姿勢。

像這樣姿勢不佳，精神委靡，整體外表容易給人「顯老」的感覺。換句話說，關節疼痛讓人看起來比實際年齡還要老。

【髖關節】出問題也會引起腰痛或膝痛

除了外表顯老之外，關節老化也會提高罹患內臟疾患、自律神經失調、精神疾患等風險。

舉例來說，劇烈腰痛的時候，常會因為試圖減緩疼痛而引起脊柱歪斜的脊椎側彎症。脊椎側彎使肩膀和骨盆的左右側高度不對稱、胸部變形，進而造成肺臟、心臟、腸胃、子宮等內臟受到壓迫，嚴重時還會引發胃下垂、逆流性食道炎、慢性腹痛、嚴重生理痛、呼吸急促、慢性疲勞等種種

問題。

脊椎側彎同時也會增加神經（通過脊柱）和椎間盤（脊椎和脊椎之間的緩衝組織）的負荷，進而增加罹患自律神經失調或椎間盤突出的風險。

另一方面，不同於躺下休息一會就能緩解的腰痛或膝痛，髖關節痛一旦嚴重惡化，即便睡覺中也會感覺疼痛。長期下來不僅睡眠不足，也可能誘發憂鬱症狀。無法透過睡眠消除疲勞時，免疫力自然隨之下降，這時最容易受到流行性感冒等病毒入侵。

【髖關節】是連接軀幹和兩側下肢的重要「樞紐」。髖關節疼痛會造成「樞紐」無法發揮正常功用，當身體無法維持平衡，腰部和膝蓋也會連帶承受相當大的負荷。

換句話說，【髖關節】老化也是誘發腰痛和膝痛的原因之一。如先前所述的腰痛造成脊椎側彎症，這極可能也是髖關節老化所引起。

隨著【髖關節】老化的進展，尤其是老年人，走路時會漸漸難以保持身體平衡，一個不留意就容易失衡跌倒。而老年人一旦跌倒，不僅下肢和手部相對容易骨折，嚴重時甚至可能臥床不起。因長期臥床而罹患失智症的人為數不少，這同時也可能削弱免疫系統，提高罹患肺炎致死的危險性。

由此可知，以【髖關節】為首的關節老化，會進一步加速全身性老化。為了不想讓自己的外表顯老，也為了維持健康且充滿活力的身體，首要之務是提早預防各種關節問題。（石部基實）

【髖關節】老化也會影響外表

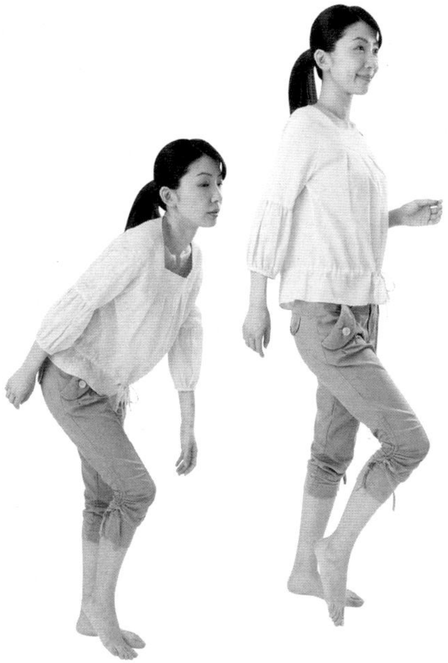

髖關節為首的關節老化會引起疼痛，而為了減緩疼痛，不僅姿勢變差，連帶造成外表看似老了好幾歲，臉色也顯得黯淡無光。

全身關節中承載負荷最重的是【髖關節】，日本女性因為遺傳因素而容易罹患退化性髖關節炎

為了緩和疼痛而導致身體失去平衡

【髖關節】位於大腿根部，是連結軀幹和兩側下肢的關節。從下一頁的圖中可以看出骨盆兩側各有一個碗狀凹槽（髖臼）。

大腿骨骼（股骨）的前端（股骨頭）嵌入髖臼的凹槽中。股骨頭呈球狀，可以在髖臼中前後左右轉動。

髖臼和股骨頭連接的地方有軟骨，軟骨具有「潤滑油」的功能，作用於【髖關節】的順暢活動，而周圍則有許多肌肉和韌帶，負責將軀幹骨骼和股骨牢固地連結在一起。

位於軀幹和下肢之間的【髖關節】是站立、走路時的重要「樞紐」，也是維持上半身直立的「支點」。

【髖關節】老化引起疼痛和不適症狀時，這個「樞紐」暨「支點」無法發揮正常功能，身體因此產生歪斜。

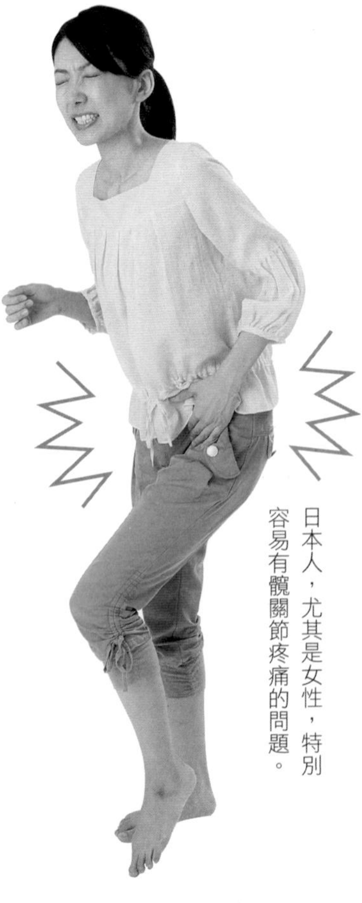

日本人，尤其是女性，特別容易有髖關節疼痛的問題。

歪斜的原因有兩種，一是人體為了逃避疼痛，有意識地歪曲身體；一是先天性的【髖關節】問題，造成身體無意識地歪斜。一旦身體歪斜，腰部和膝蓋等關節會試圖幫忙吸收歪斜所引

【髖關節】是維持全身平衡的重要「樞紐」

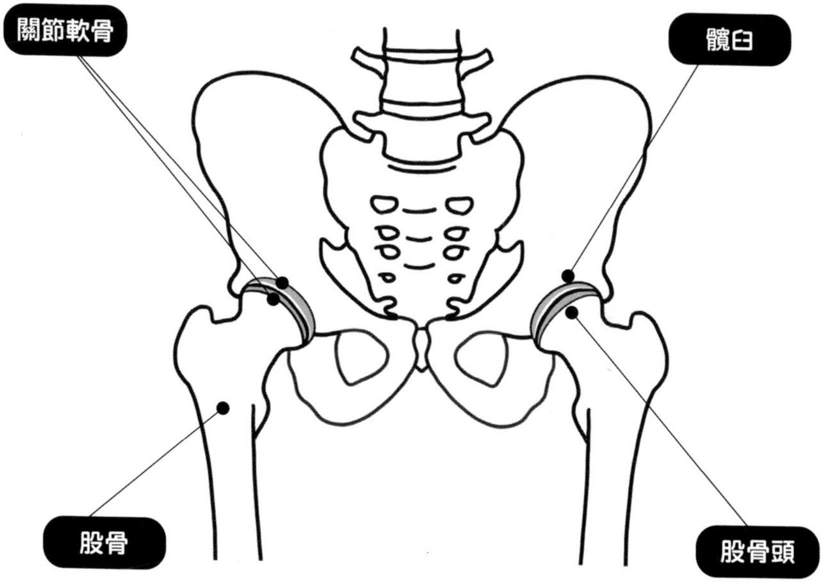

髖關節位於股骨和骨盆之間，由骨盆側的髖臼和股骨頭組合而成。骨骼與骨骼之間以軟骨相連，作用於關節順暢活動。

起的扭曲。結果導致腰部和膝蓋承受巨大負荷，不僅髖關節疼痛，也連帶引起腰痛和膝蓋痛。

即便【髖關節】本身不痛，也可能因為【髖關節】老化的緣故而引起腰部或膝蓋關節疼痛。

【髖關節】所承載的負荷是人體關節中最大最重的，比起腰部或膝蓋關節，【髖關節】更容易產生問題。

以平時走路為例，膝蓋承受的負荷是體重的2.8倍左右，但【髖關節】承受的負荷則是體重的3.0～4.5倍。另外，上下樓梯時，膝蓋承受體重的4.3～4.9倍負荷，【髖關節】則承受6.2～8.7倍負荷。

由此可知，【髖關節】在日常生活中承載著相當大的負荷，因此老化持續進展中。即使沒有產生疼痛，也容易因為某些不適症狀導致腰部或膝蓋出現失衡或歪斜情況。

日本女性多有髖關節容易疼痛的體質

另一方面，遺傳基因的因素也會引起【髖關節】問題。相較於其他民族，日本人，尤其是女性，出現先天性【髖關節】疾病的機率確實比較高。

正常的【髖關節】

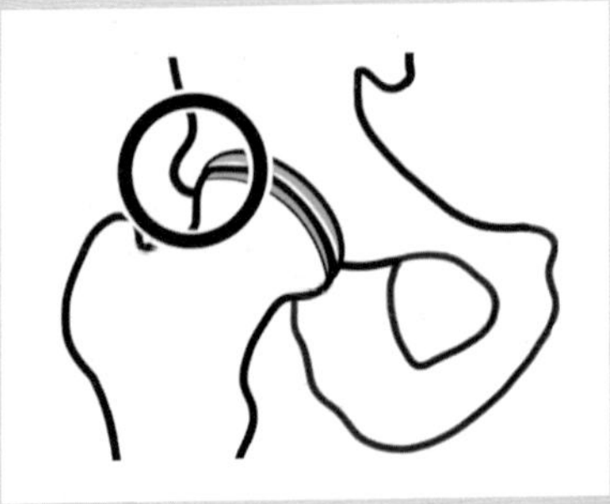

髖骨明顯突出，確實將股骨頭包在其中。

髖臼發育不良的【髖關節】

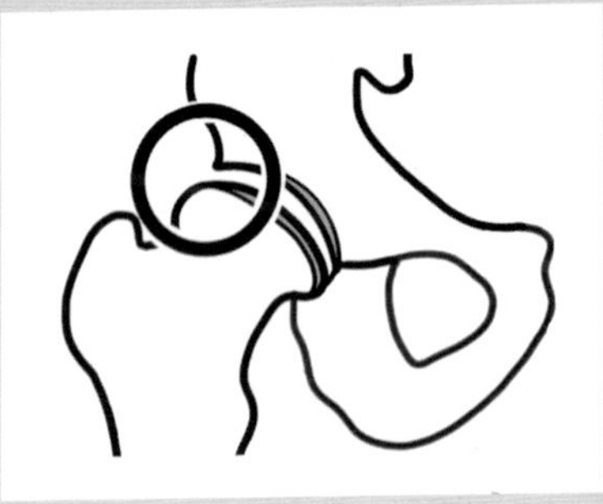

髖骨的這個部分天生較淺，軟骨容易磨損。

日本女性的髖臼（包住股骨頭的部位）天生較淺（髖臼發育不良），相比於其他國家的女性，容易有軟骨嚴重磨損的問題。

【髖關節】相關疾病中，最常見的是「退化性髖關節炎」。

髖臼和股骨頭間的軟骨不斷磨損而引發退化性關節炎的原因之一就是【髖關節】老化。

但有不少日本女性是天生容易罹患退化性髖關節炎。骨盆側負責嵌入股骨頭的髖臼天生比較淺，軟骨相對容易磨損。和其他國家相比，日本女性明顯有這樣的問題。

基於同樣的情況，日本人，尤其是女性也因為遺傳基因的緣故而多半有天生【髖關節】容易脫臼的「先天性髖關節脫臼」問題。也就是說，有先天性髖關節脫臼問題的人，將來演變成退化性髖關節炎的可能性比較大。

（石部基實）

體重愈重，【髖關節】承載負荷愈大。年輕時從事劇烈運動的人容易有髖關節疼痛問題

退化性髖關節炎初期沒有疼痛等症狀

【髖關節】出現疼痛症狀時，首先聯想到的是「退化性髖關節炎」。然而初期階段的退化性髖關節炎並沒有明顯症狀，因此會機警地前往骨科就診的人幾乎微乎其微。

就算隨著病程進展至走路時感到疼痛的中期階段，多數患者仍遲遲不願意就醫。直到進入睡覺翻身都會劇烈疼痛的晚期階段，才初次感到事態嚴重而前往骨科就診。

進入晚期後，軟骨幾乎磨損殆盡，關節也可能產生變形，這時候的治療方式恐怕只剩下人工關節置換術。

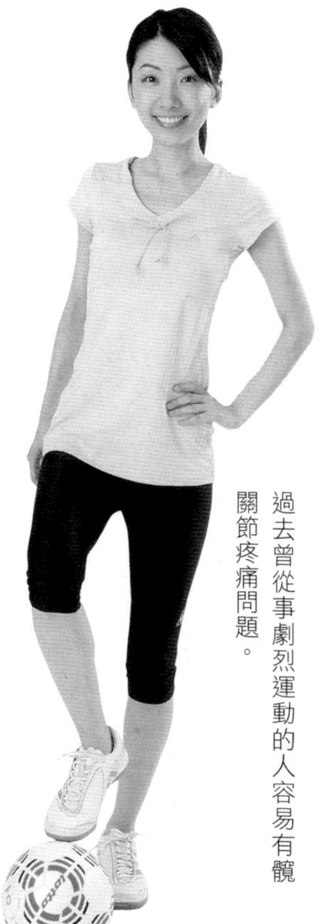

過去曾從事劇烈運動的人容易有髖關節疼痛問題。

為了避免走到這一步，最重要的是認清【髖關節】問題可能帶來的風險。即便已經身處風險中，只要勤加鍛鍊下半身肌肉，還是可以保護在日常生活中必須承載沉重負荷的【髖關節】。不僅有助於預防【髖關節】的狀態惡化，也能延遲病程進展。那麼，哪些人屬於【髖關節】問題的高風險族群呢？

首先，體重愈重，【髖關節】承載的負荷愈大，愈容易造成【髖關節】損傷。

BMI計算公式

$$BMI = \frac{體重(kg)}{身高(m) \times 身高(m)}$$

BMI（身體質量指數）是掌握理想體重的指標。以體重除以身高（m）的平方。舉例來說，身高160cm（1.6m），體重58kg的人，1.6×1.6＝2.56，58÷2.56＝22.65625，BMI大概是22.7。依據日本肥胖學會的判定基準，18.5～25以下是健康體位，25以上則是肥胖。而18.5以下是體重過輕。

為了有效預防損傷，隨時掌握自己的體重，澈底管理體重是首要之務。透過BMI（身體質量指數）數值簡單掌握理想體重。計算方式請參考上方的「BMI計算公式」。

據說BMI指數為22時最不容易罹患生活習慣病（慢性病），也最能保護【髖關節】的健康。

相反地，體重過輕雖然不會增加【髖關節】的負擔，卻會對軟骨再生與維持骨質密度等造成干擾，這一點請務必多加留意。

另外，從事運輸業等平時必須搬運重物的勞力工作，因為會對【髖關節】造成極大負荷，導致罹患【髖關節】疾患的風險也容易隨之增加。

同樣的道理，學生時代從事劇烈運動的人，上了年紀可能會有【髖關節】疼痛的情況出現，請務必多加留意。而中高年齡者且持續從事劇烈運動的人也容易有同樣情況。建議這些人從事體育運動的前後務必進行伸展操和緩和操，盡量減少關節和肌肉在運動中受到衝擊。

懷孕／生產後女性也是髖關節疼痛的高風險族群

以女性來說，在不到1年的懷孕期間，體重急速增加，或者生產後經常抱著嬰兒，這些都會對【髖關節】造成負擔。

因此有懷孕／生產經驗的女性和沒有這些經驗的女性、男性相比，未來罹患【髖關節】相關疾病的機率更高。尤其懷孕期間體重過度增加的人更要特別注意。

至於先前提過的髖臼發育不良和先天性髖關節脫臼，曾經有這些問題的人也屬於【髖關節】問題的高風險族

經常從事劇烈運動的人
容易有髖關節受損問題

這些人容易罹患髖關節炎

1 超過理想體重，有些肥胖的人（BMI 25以上）

2 從事每天搬運25kg以上重物的勞力工作

3 學生時代從事劇烈運動或目前依然持續中的人

4 懷孕期間體重過度增加

5 嬰幼兒期曾經髖關節脫臼或半脫位

6 嬰幼兒期或兒童期曾經髖臼發育不良

7 孩提時代曾數次被人說過「走路姿勢很奇怪」

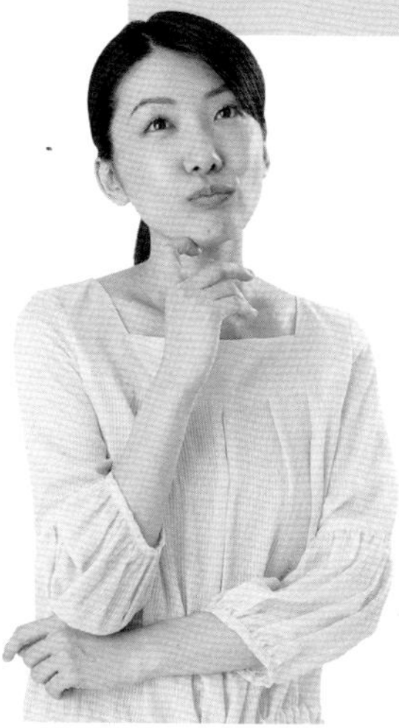

群。曾經有幾乎脫臼的「半脫位」經驗的人同樣要留意。

小時候曾經【髖關節】脫臼／半脫位的人，邁入40歲後多半有髖關節異常的問題。

而孩提時代常被周遭人說「走路姿勢很奇怪」的人也多半發生過脫臼／半脫位，可以詢問一下父母自己是否曾有這樣的經驗。

（石部基實）

從走路姿勢可以看出【髖關節】老化程度。為避免將來誘發髖關節疼痛，最理想的方式是減少關節負荷的「良好步行法」

挺直背肌走路，減輕【髖關節】負擔

該如何預防退化性髖關節炎呢？如先前所述，【髖關節】承載的負荷愈小，愈不容易產生疼痛或不適症狀。關節在本質上是骨骼和骨骼連接的地方，因此無法針對【髖關節】本身進行鍛鍊。

但透過鍛鍊【髖關節】周圍的肌肉，即下半身肌肉，有助於維持【髖關節】的穩定性與活動力。就結果來說，對緩解關節疼痛很有效。

另一方面，大家必須特別留意下半身肌肉非常容易衰退。互相比較上半身和下半身，會發現下半身肌肉通常會率先開始退化。以70歲為例，手臂肌肉至少還能維持在年輕時候的70％，但下半身肌肉可能已經退化至剩下50％左右。

尤其大腿前面的肌肉量（大腿前側肌群）更容易因為增齡和運動不足而減少。大腿前側肌群主要作用於彎曲【髖關節】、伸直膝關節，退化後難以再恢復原本狀態。

因此，能夠有效鍛鍊下半身肌肉，並且減輕【髖關節】負荷最有效的方法就是以正確的姿勢走路。我將這個正確的走路方式稱為「良好步行法」。

良好步行法是一種能夠有效吸收施加於髖關節為首的各關節上的負荷，並且減少關節疼痛的走路方式。具體而言，無論落地的是左腳或右腳，都必須由足跟先著地。

另一方面，為了正確操作良好步行法，我們必須在合理範圍內挺直背肌。若從側面觀察，耳垂、肩膀、腰部中央、【髖關節】、膝蓋、足踝前方幾乎都位在一直線上。若從正面觀察，肩膀兩側呈水平。以這個姿勢走路，再加上隨時意識足跟先著地，自然能以正常節奏踩出良好步行法。

「足跟先著地」、「合理範圍內挺直背肌」、「正常的走路節奏」，少了其中一項或三項都沒有做到，這些人的【髖關節】免不了容易出問題。

（石部基實）

不會造成【髖關節】負擔的走路姿勢

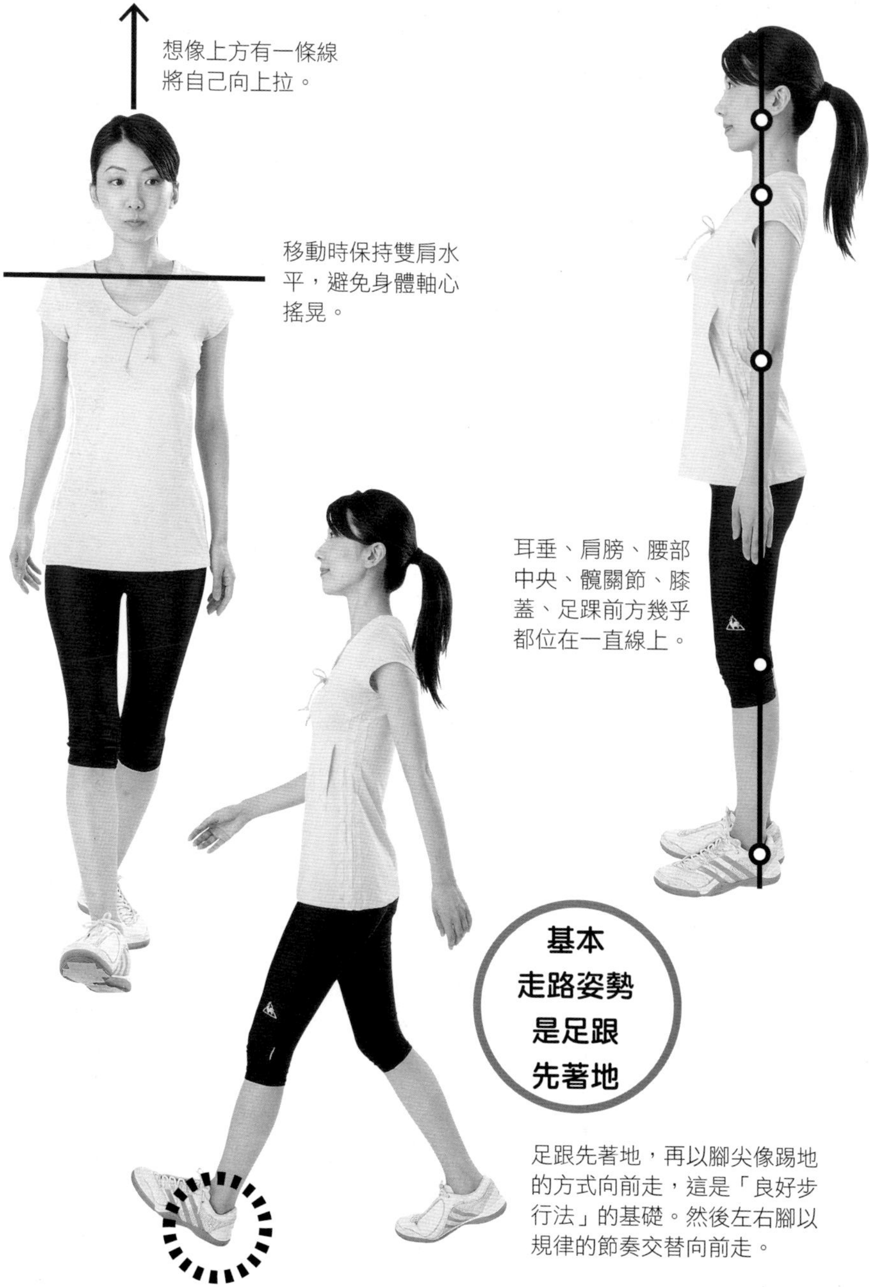
想像上方有一條線
將自己向上拉。
移動時保持雙肩水
平，避免身體軸心
搖晃。
耳垂、肩膀、腰部
中央、髖關節、膝
蓋、足踝前方幾乎
都位在一直線上。
基本
走路姿勢
是足跟
先著地
足跟先著地，再以腳尖像踢地
的方式向前走，這是「良好步
行法」的基礎。然後左右腳以
規律的節奏交替向前走。

正確走路方式有助於鍛鍊【髖關節】周圍的肌肉，並進一步預防髖關節痛、腰痛、膝痛等疼痛程度的惡化

以不增加沉重負荷的正確走路方式快步走

「良好步行法」能有效吸收施加於髖關節為首的各關節上的負荷，以避免各關節產生疼痛，我認為這是非常正確的走路方式。關於「良好步行法」，我想進一步為各位詳細解說。

如先前所述，良好步行法最主要的重點在於無論落地的是左腳或右腳，都必須由足跟先著地。

以左腳為例，足跟著地之後，順勢將重心往前方移動。伴隨重心移動，足底與地面的接觸面也由足跟往腳趾尖移動。當腳趾尖著地，體重確實落在左腳。而腳趾尖像踢地般向前推送時，足跟離開地面。在這個同時，右腳的足跟也著地。

隨著身體往前移動，體重改落在對側的右腳。透過有規律的左右交替並向前移動，這就是「良好步行法」。請大家參照上一頁的插圖，實際操作一遍應該就能理解。

不少專科醫師也非常推薦這種走路方式，由此可知，從醫學角度來看，這是一種極為合理的走路方式。在我的診所裡，針對動過人工髖關節置換術的患者，我也是以「良好步行法」作為他們的復健運動。這些患者在手術之前都因為疼痛關係而無法盡情地好好走路，連帶使肌力明顯下降，因此需要充分的復健運動。而我也從中發現，愈積極學習「良好步行法」的患者，術後恢復狀況愈好，也更能及早找回原有的走路力。

另一方面，【髖關節】狀態尚未嚴重惡化的人，確實學會「良好步行法」以減少【髖關節】的負荷，將有助預防髖關節痛、腰痛、膝痛等疼痛的惡化。

不過，我們不能指望單憑正確走路方式來改善關節狀態，畢竟心有餘而力不足。因此，希望大家能進一步在日常生活中養成快步走的習慣。

快步走的速度比平時的散步再快一些，屬於透過肌肉消耗氧氣，燃燒體內多餘醣分和脂肪的有氧運動。除了有機會解決增加髖關節疼痛風險的肥

有這些症狀時，或許是退化性髖關節炎？

1 從地上或床上站起身時，髖關節有疼痛症狀和異樣感覺

2 因腰痛前往醫院看診，但X光片顯示腰部正常無異狀

3 走路30分鐘以上，覺得髖關節疼痛、不舒服

4 走路30分鐘以上，覺得髖關節疼痛、不舒服

5 睡覺翻身時，因髖關節疼痛而醒來

6 穿襪子、剪腳趾甲等動作漸漸變得困難起來

7 上下樓梯時都覺得髖關節疼痛，必須扶著欄杆才會舒服些

8 隨著年紀增長，
下肢長度變短，
身高也逐漸變矮

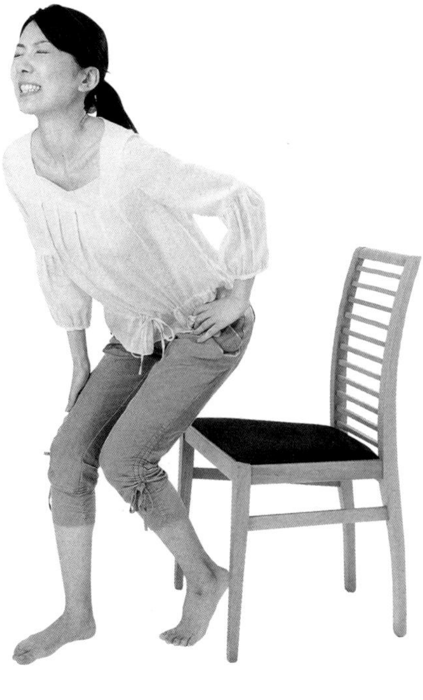

如果發現自己有以上症狀，請立即前往骨科就診，尋求醫師的鑑別診斷。

胖問題外，也有助改善生活習慣病。誠心建議大家學習「良好步行法」，並且盡量多花點時間在走路上。

減少身體負擔的人工髖關節置換術

如果已經進展至「退化性髖關節炎」，並且出現強烈疼痛等症狀，別說快步走，可能連以「良好步行法」走路都很困難。有這種情況的人，請利用上一頁的檢測項目，確認是否疑似為退化性髖關節炎。符合檢測項目者，請立即尋求骨科醫師的鑑別診斷。

退化性髖關節炎是一種病程發展緩慢的疾病，當【髖關節】出現疼痛症狀，很可能已經進入晚期階段，一旦難以透過運動治療或藥物治療緩解疼痛，解決方法大概只剩下人工髖關節置換術了。

我從2005年開始專攻人工髖關節手術，至今已經累積3000例以上的手術經驗。目前擅長MIS（微創手術）搭配導航系統（藉由電腦導航系統的輔助，更精準地將人工髖關節設置在正確位置上）的手術治療方式。

一般傳統手術的傷口大約15～20㎝，但MIS只需要切開7㎝左右。由於能大幅減輕患者身體負擔，所以手術隔天即可開始練習走路，10天左右就能出院返家。

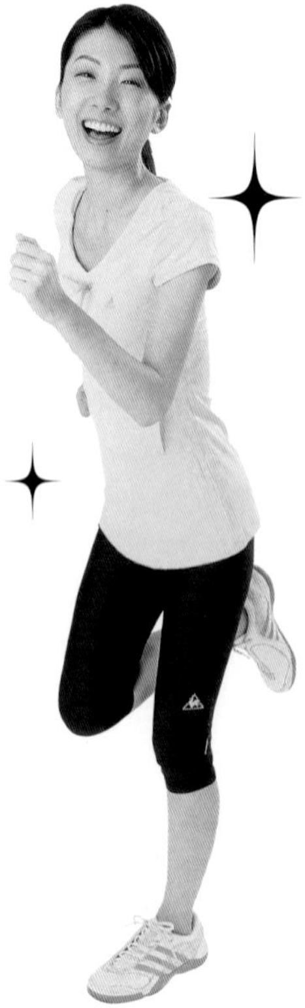

另外也因為傷口不明顯，對女性來說更是一項福音。

接受人工髖關節置換術的患者，不僅【髖關節】不再疼痛，也可以像一般健康的人自由自在行走。

但話說回來，人工髖關節置換術畢竟是大手術，即便是傷口較小的微創手術仍免不了對身體造成負擔。因此建議大家為了避免日後出現髖關節疼痛症狀，日常生活中還是要確實做好各項預防措施。

（石部基實）

PART 2

居家自行緩解【髖關節劇痛】的3天運動課程

1天5分鐘就OK！在家就能完成

三日月針灸指壓院院長
坂井博和

解決髖關節疼痛的先決條件是放鬆關節周圍的肌肉並矯正歪斜

留意平時的習慣並試著刻意做出相反動作

肌肉或肌腱因緊繃、僵硬被拉向一側時，容易因為位置偏移而誘發疼痛。為了避免這種情況發生，務必維持關節周圍肌肉的平衡並矯正歪斜。

我們可以透過轉動髖關節來檢查關節是否歪斜。試著向內側轉動、向外側轉動，向內側轉動時卡住表示髖關節前側（鼠蹊部）有問題；向外側轉動時卡住則表示靠近臀部的髖關節外側有問題。

日常生活中的壞習慣造成身

第1天

不痛嗎？檢查髖關節可動範圍

突然進行太困難的訓練可能會造成髖關節疼痛惡化。建議先從輕鬆的動作開始，並且好好了解自己的身體動作。

課程1 倒向內外側

作用於髖關節前側至內側。有效解決鼠蹊部不適症狀。

挑戰時間 早

所需時間 1分鐘

1 仰躺在地，單腳膝蓋彎曲90度並向上抬起。

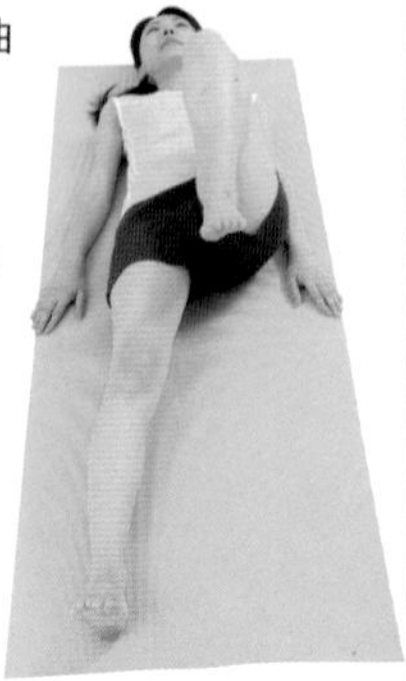

2 將彎曲的腳慢慢向外側張開，貼地10秒鐘。

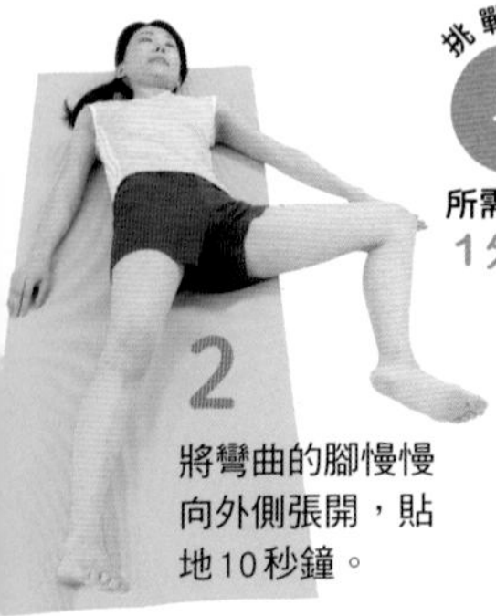

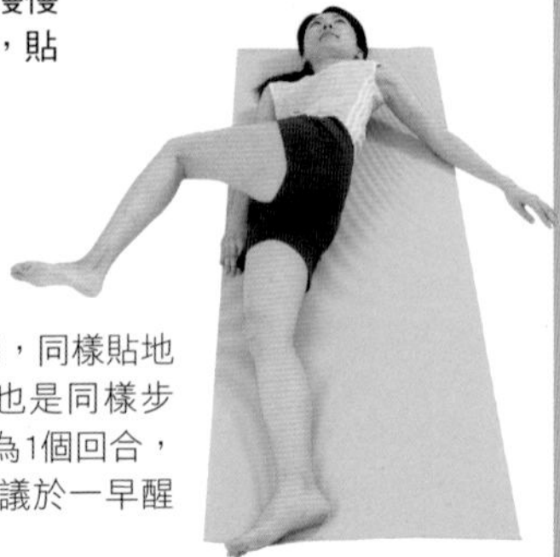

3 接著慢慢倒向內側，同樣貼地10秒鐘。對側腳也是同樣步驟。左右腳各1次為1個回合，共進行3回合。建議於一早醒來下床之前操作。

體失衡時，多半是向內側轉動時會卡卡不順暢。平時我們習慣以同樣方式側坐或盤腿，所以訓練肌肉的時候，建議往相反方向嘗試看看。

隨著年齡增長，有些人逐漸彎著膝蓋或髖關節走路。彎著膝蓋走路，必須額外使力維持身體平衡，這容易造成髖關節變僵硬。建議確實伸直膝蓋，以足跟先著地的方式走路。足跟先著地，腰部自然向前，走起路來更加順暢。

對於那些仍舊無法消除髖關節疼痛的人，以下將為大家介紹居家也能自行操作的簡單訓練法。

（坂井博和）

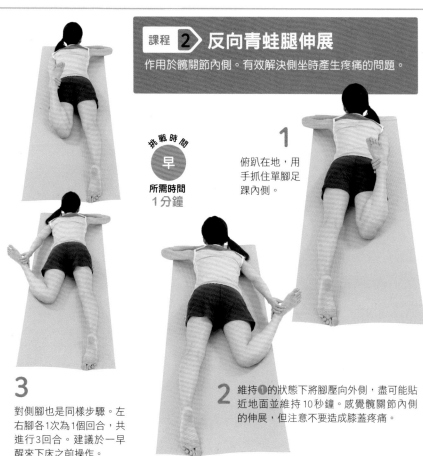

課程 2 反向青蛙腿伸展

作用於髖關節內側。有效解決側坐時產生疼痛的問題。

挑戰時間 早

所需時間 1分鐘

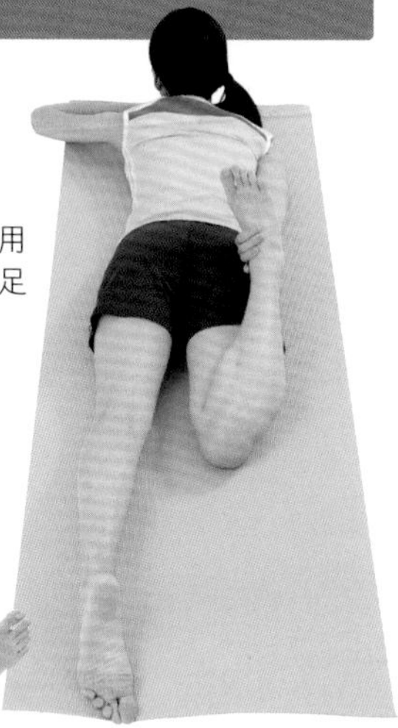

1 俯趴在地，用手抓住單腳足踝內側。

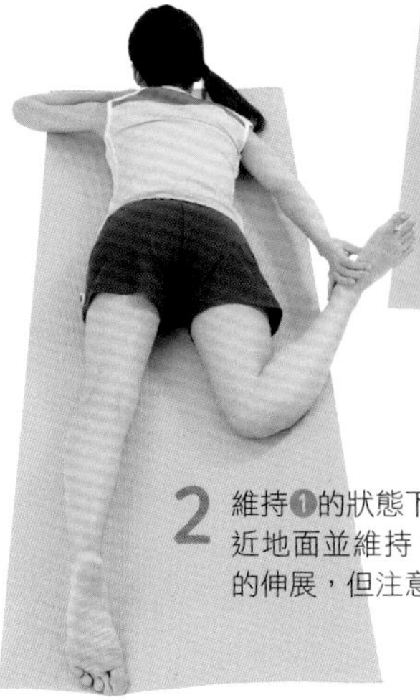

2 維持❶的狀態下將腳壓向外側，盡可能貼近地面並維持10秒鐘。感覺髖關節內側的伸展，但注意不要造成膝蓋疼痛。

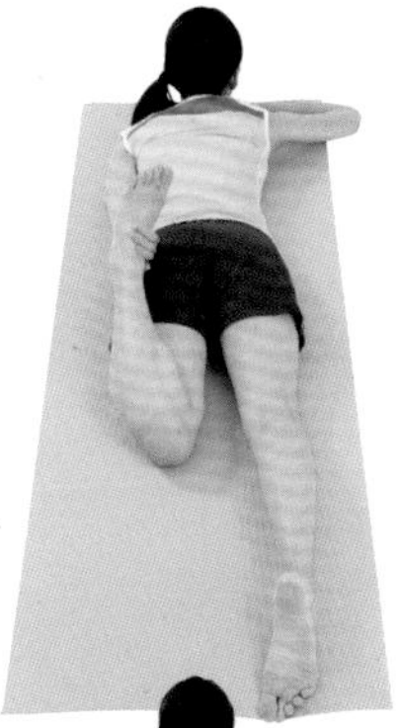

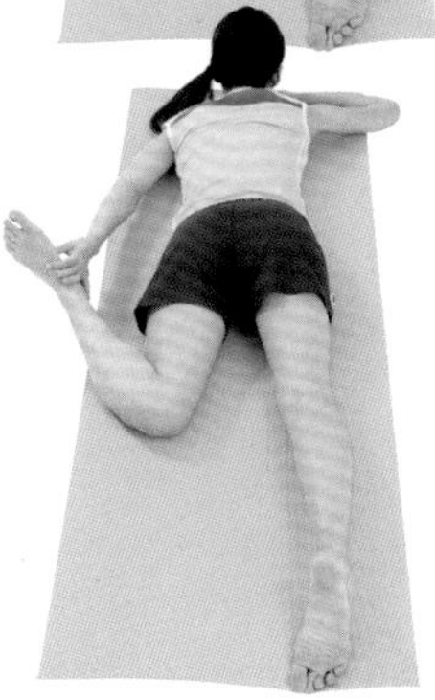

3 對側腳也是同樣步驟。左右腳各1次為1個回合，共進行3回合。建議於一早醒來下床之前操作。

第2天

收緊骨盆，改善疼痛！伸展內收肌群

支撐身體筆直，收緊骨盆，最不可或缺的就是柔軟的髖關節內側肌肉。伸展收縮緊繃的肌肉，讓髖關節順暢靈活運轉。

課程 1 青蛙腿伸展

作用於髖關節內側至臀部。有效緩和站起身時的髖關節疼痛症狀。

挑戰時間 早

所需時間 30秒鐘

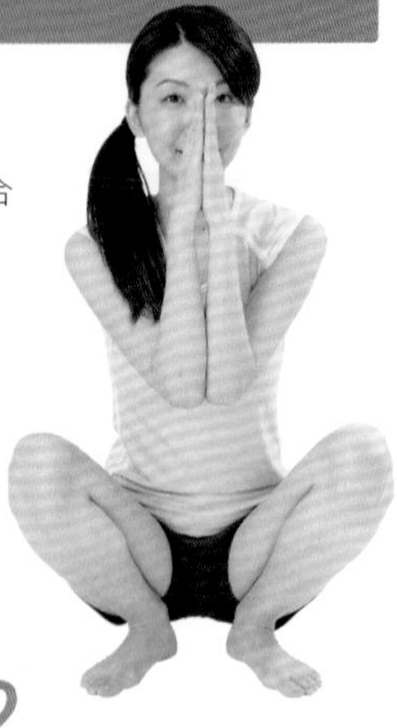

1 蹲踞狀態下雙手合掌。

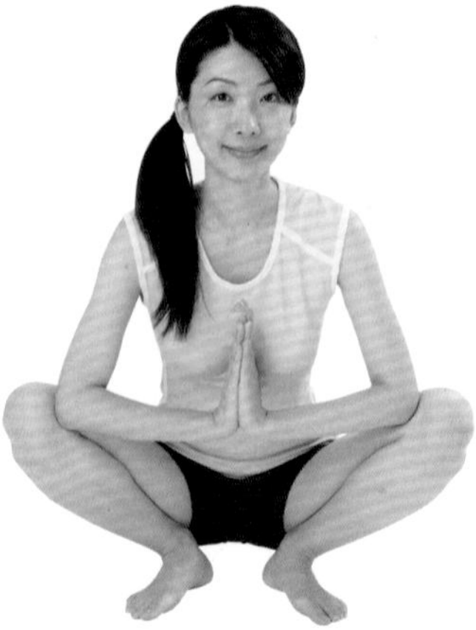

2 雙肘向外張開，雙膝向兩側張開，確實伸展髖關節內側。注意身體不要向後傾倒，維持這個姿勢10秒鐘。進行3回合。建議於早上起床後操作。

無法蹲踞的人請做這個動作！

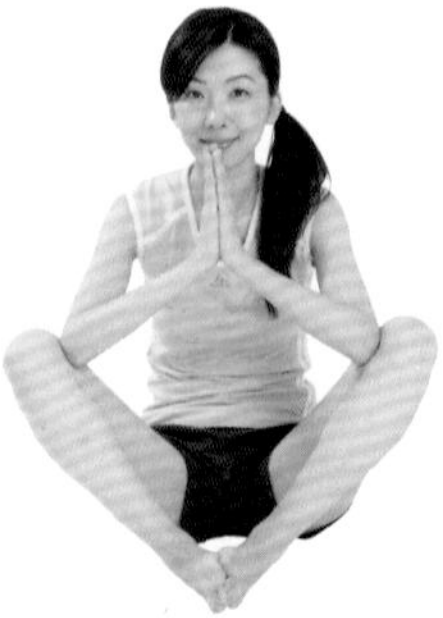

1 坐在地板上，張開雙膝，將手肘貼於膝蓋內側。

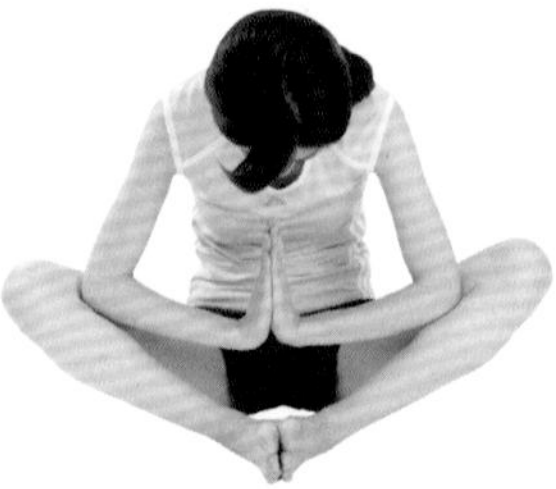

2 上半身向前傾倒，雙肘向外側張開，雙膝再向兩側展開。

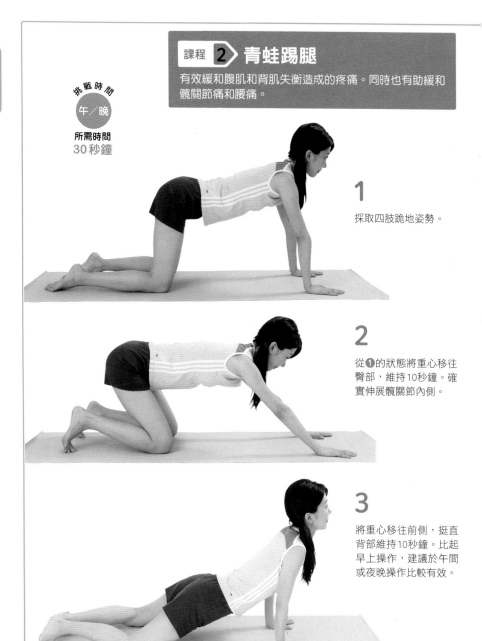

課程 2 青蛙踢腿

有效緩和腹肌和背肌失衡造成的疼痛。同時也有助緩和髖關節痛和腰痛。

挑戰時間
午／晚
所需時間
30秒鐘

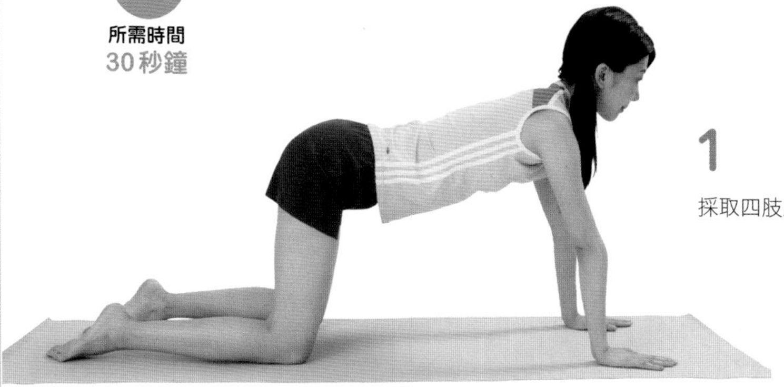

1

採取四肢跪地姿勢。

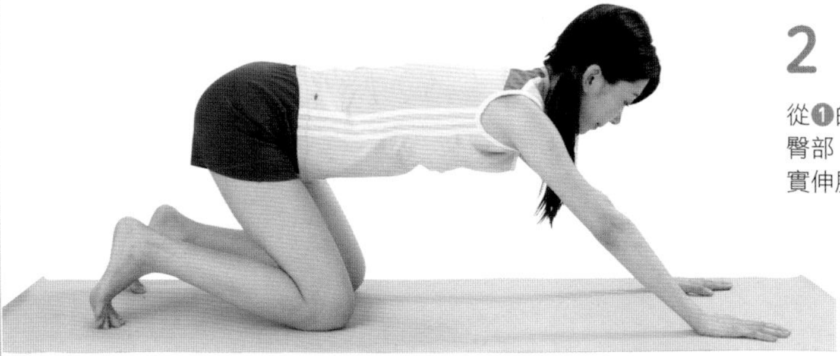

2

從❶的狀態將重心移往臀部，維持10秒鐘。確實伸展髖關節內側。

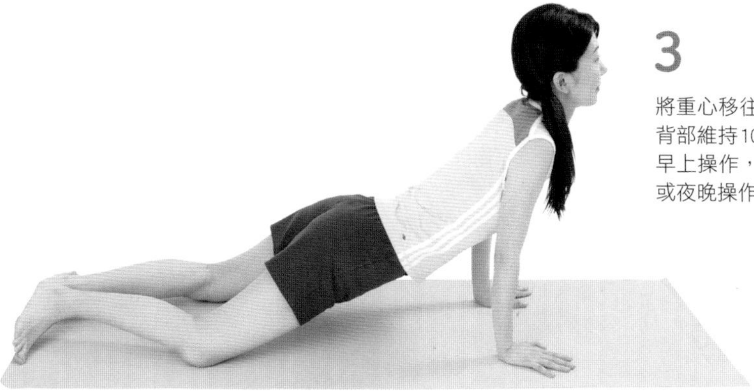

3

將重心移往前側，挺直背部維持10秒鐘。比起早上操作，建議於午間或夜晚操作比較有效。

第3天

良好姿勢，年輕有活力！
伸展髖關節前側

課程 1 單膝跪地伸展

伸展髖關節前側肌肉。有效緩和站起身或上下樓梯時引起的髖關節疼痛。

挑戰時間
午／晚
所需時間
3分鐘

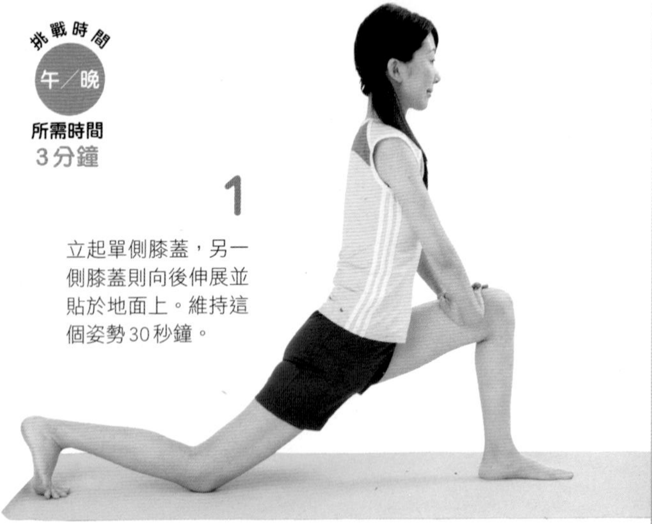

1

立起單側膝蓋，另一側膝蓋則向後伸展並貼於地面上。維持這個姿勢30秒鐘。

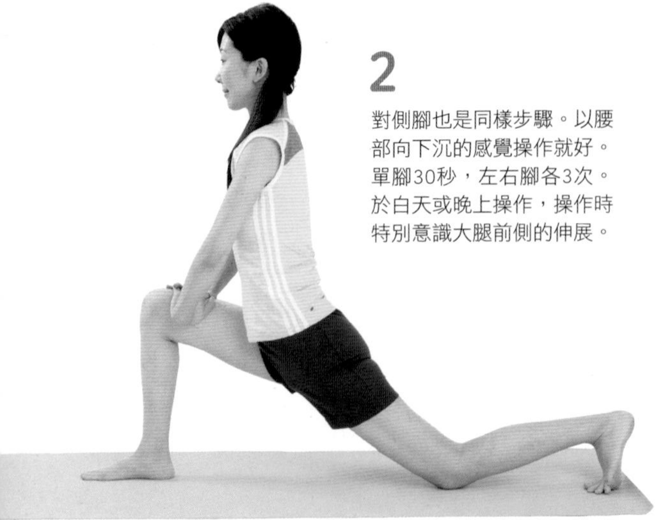

2

對側腳也是同樣步驟。以腰部向下沉的感覺操作就好。單腳30秒，左右腳各3次。於白天或晚上操作，操作時特別意識大腿前側的伸展。

髖關節前側肌肉過於緊繃容易引起髖關節痛或腰痛。讓支撐髖關節的肌肉再次恢復柔軟性，有助髖關節的靈活轉動。

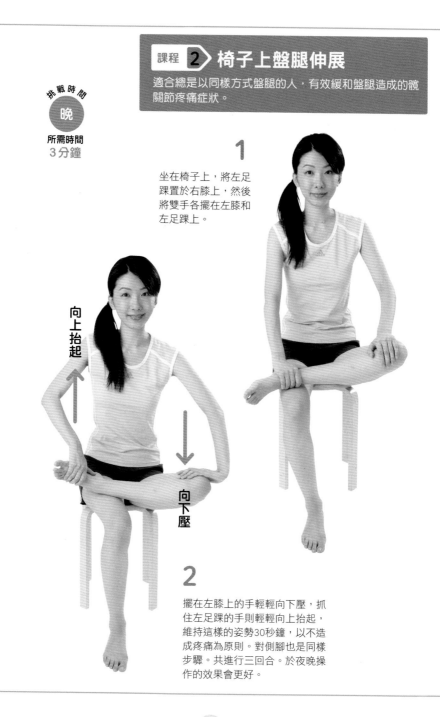

課程 2 椅子上盤腿伸展

適合總是以同樣方式盤腿的人，有效緩和盤腿造成的髖關節疼痛症狀。

挑戰時間
晚
所需時間
3分鐘

1

坐在椅子上，將左足踝置於右膝上，然後將雙手各擺在左膝和左足踝上。

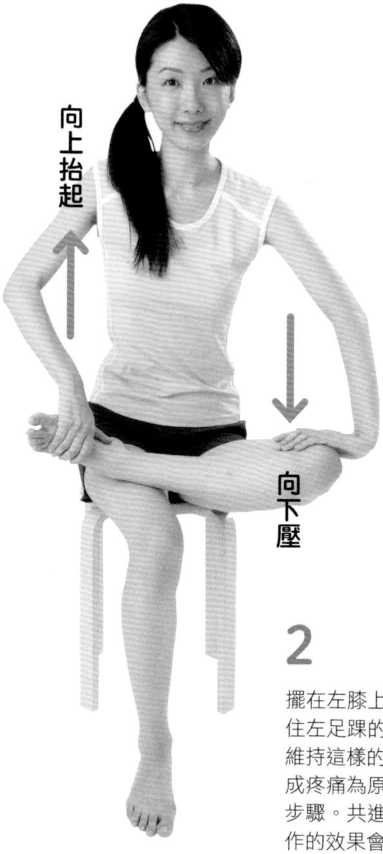

2

擺在左膝上的手輕輕向下壓，抓住左足踝的手則輕輕向上抬起，維持這樣的姿勢30秒鐘，以不造成疼痛為原則。對側腳也是同樣步驟。共進行三回合。於夜晚操作的效果會更好。

提升肌力

提升大腿肌力，輕鬆好好走！

想要走得順暢，首要之務是腰部向前移動。因此，勤加鍛鍊髖關節前側的肌肉讓雙腳更容易向前擺動。請搭配3日運動課程一起操作。

步驟 1 青蛙肢（O型腿）下蹲

鍛鍊大腿外側肌肉。有效緩和肌力不足造成膝蓋向外側張開（變成O型腿）時產生的髖關節疼痛症狀。

挑戰時間
早／晚

所需時間
2分鐘

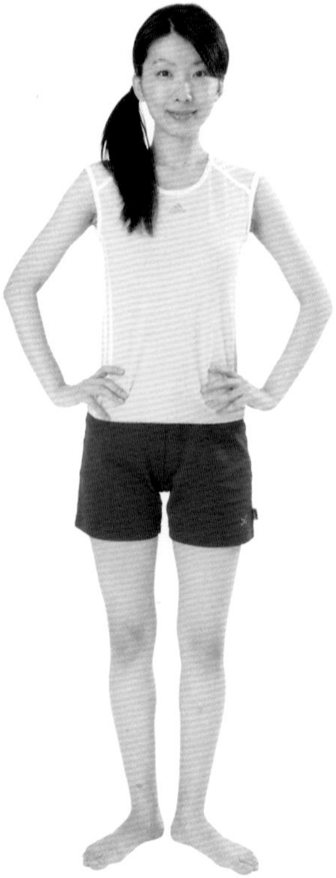

1

雙手置於腰邊，腳趾尖朝外張開。兩腳足跟呈90度～110度左右。

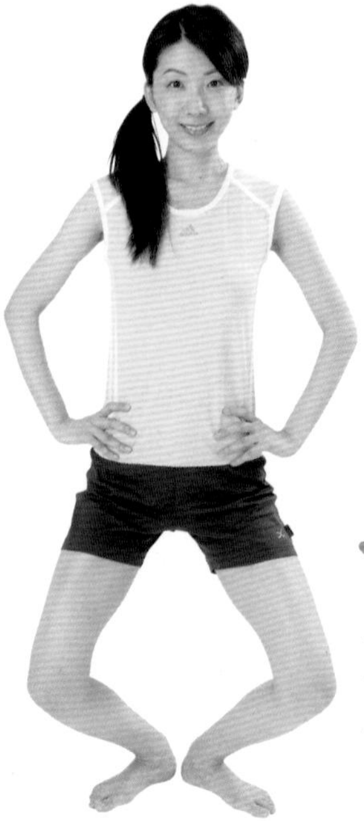

向下深蹲

2

雙膝向外側張開並花10秒鐘左右的時間慢慢向下蹲。深蹲5次為一個回合，基本上進行2回合。有效伸展髖關節至大腿外側肌肉。可以早上起床後做操，也可以在白天或晚上就寢前操作。

步驟 2 內八踮腳尖

鍛鍊大腿內側肌肉。有效緩和髖關節內側疼痛、骨盆稍微歪斜等症狀。

挑戰時間
早／晚

所需時間
2分鐘

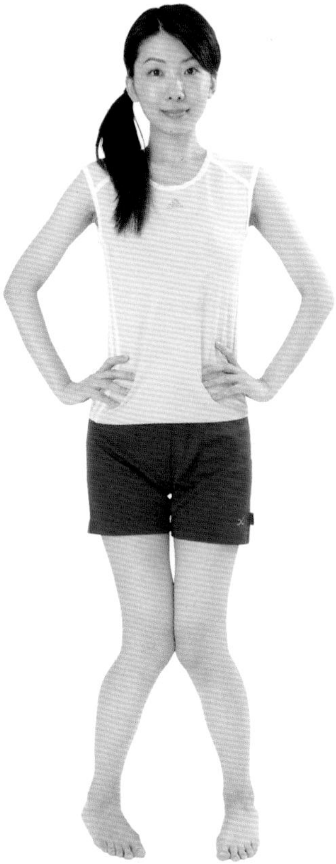

1

雙腳張開與肩同寬，雙手叉腰，擺出內八姿勢並讓雙膝貼在一起。

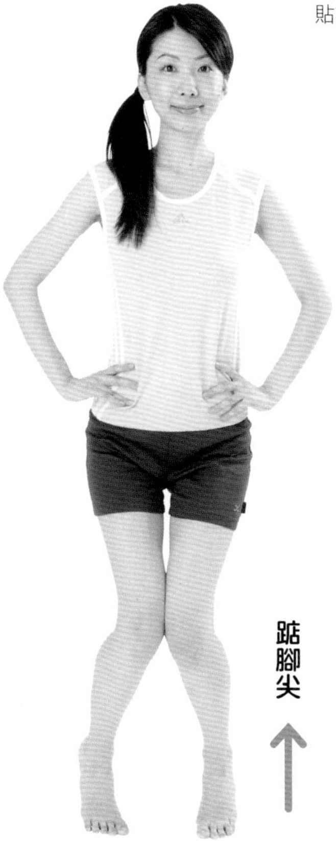

踮腳尖

2

以❶的姿勢踮腳尖，維持10秒鐘後放下足跟。5次為一個回合，基本上進行2回合。有效提升大腿內側肌力。可以早上起床後做操，也可以在白天或晚上操作。

複合式訓練

踢腿提升肌肉柔軟度和平衡力！

步驟 1 青蛙踢

有效緩和轉動髖關節時卡卡不順暢或疼痛症狀。

挑戰時間 午／晚

所需時間 3分半鐘

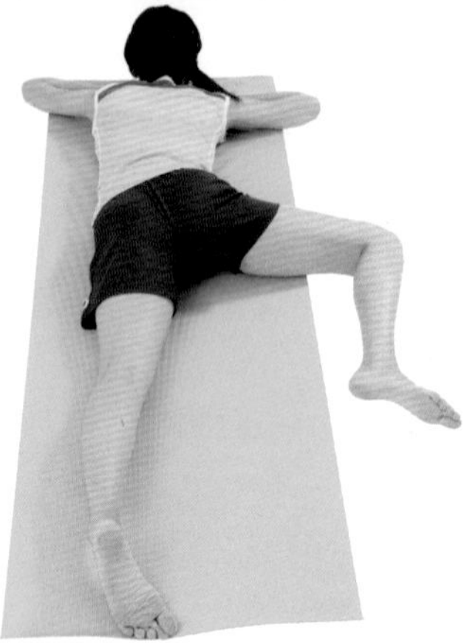

1

採取俯趴姿勢，右腳慢慢抬舉至腰部高度。維持這個姿勢5秒鐘。

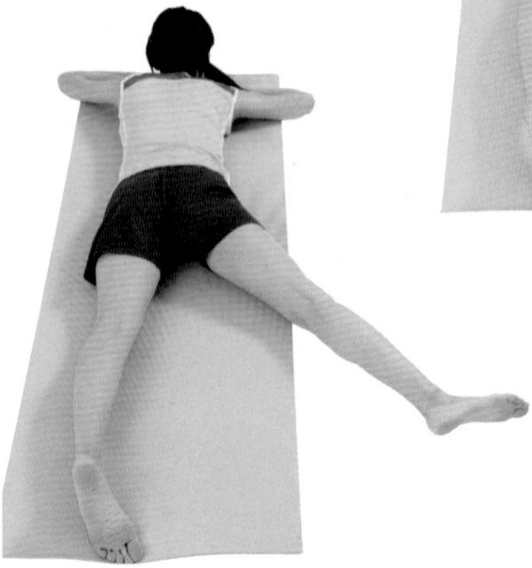

2

接著像是順勢踢出去般伸直右腳。重複這個動作5次。

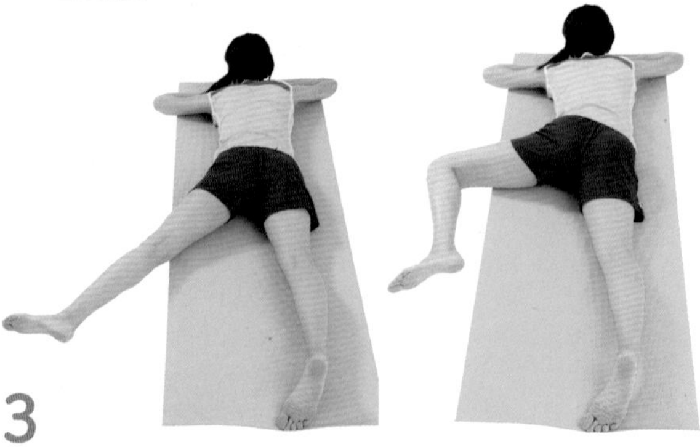

3

左右腳各5次為一個回合，共進行2回合。由於是順勢踢腳動作，建議於白天或晚上就寢前操作，對提升髖關節前側（鼠蹊部）柔軟度的效果比較好。

改善肌肉柔軟度和肌力，才能有效緩解疼痛。3天運動課程和肌肉伸展操搭配一起操作，有效提升肌肉柔軟度和肌肉平衡力。

挑戰時間 午／晚

所需時間 3分鐘

步驟 2 拖拉踢

有效緩和轉動髖關節時卡卡不順暢或疼痛症狀。適合不擅長運動的人或高齡者。

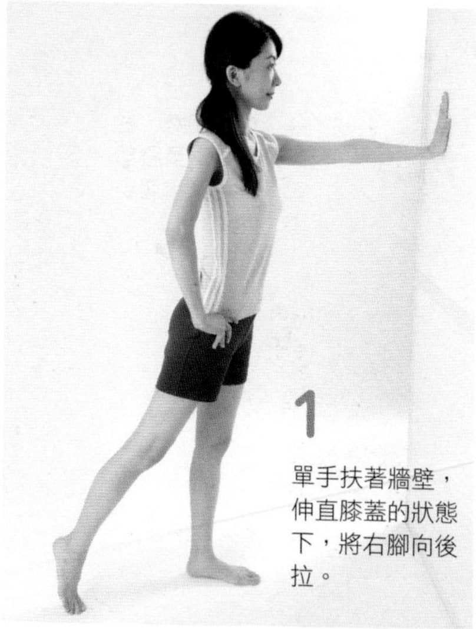

1

單手扶著牆壁，伸直膝蓋的狀態下，將右腳向後拉。

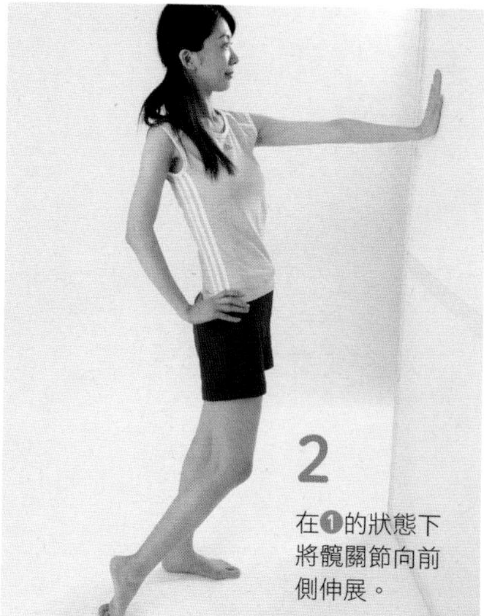

2

在❶的狀態下將髖關節向前側伸展。

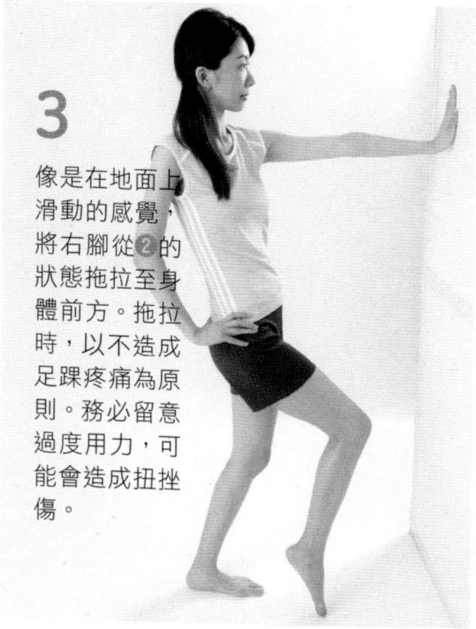

3

像是在地面上滑動的感覺，將右腳從❷的狀態拖拉至身體前方。拖拉時，以不造成足踝疼痛為原則。務必留意過度用力，可能會造成扭挫傷。

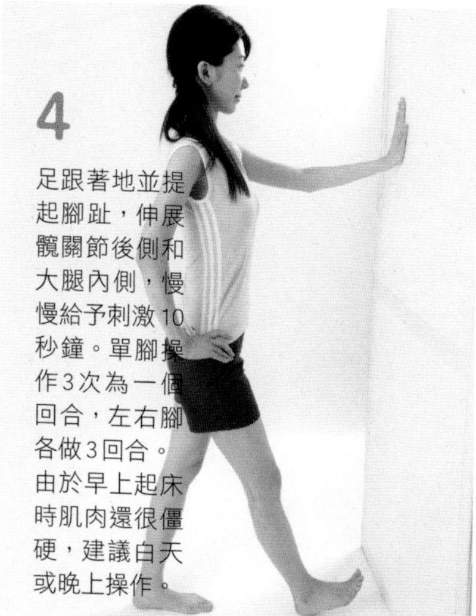

4

足跟著地並提起腳趾，伸展髖關節後側和大腿內側，慢慢給予刺激10秒鐘。單腳操作3次為一個回合，左右腳各做3回合。由於早上起床時肌肉還很僵硬，建議白天或晚上操作。

以狀態區分

配合髖關節狀態進行最合適的訓練！

逞強硬做絕對是禁忌。即便是再好的訓練，操作過度只會造成症狀惡化。除了3日運動課程外，請配合自己的身體狀況，在毫不勉強的範圍內持續操作。

檢測髖關節狀態列表

1

- □ 偶爾感覺髖關節怪怪的
- □ 疲累時感覺髖關節隱隱作痛
- □ 走路時還好，但跑步時覺得髖關節有異樣感

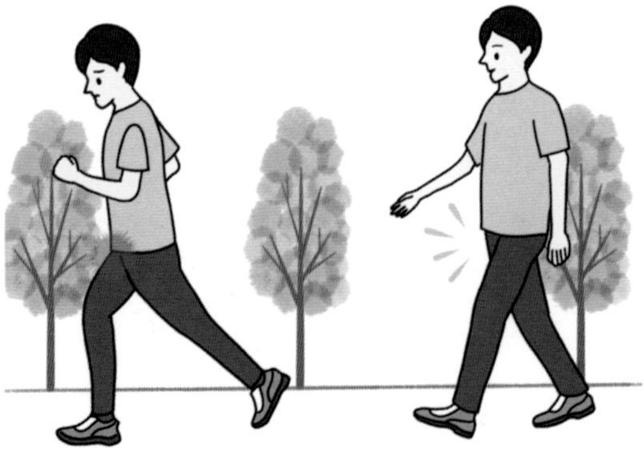

2

- □ 總是覺得髖關節很不舒服
- □ 雖然可以走路，但髖關節有些疼痛、不舒服
- □ 跑步時髖關節會痛

3

- □ 站著不動時髖關節會痛
- □ 走路時髖關節也會痛
- □ 就連睡覺時也覺得髖關節不舒服

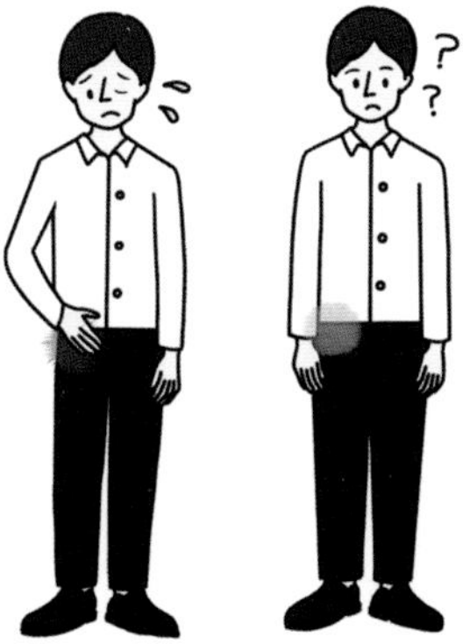

- ●上述項目中，符合者請打勾。
- ●❶比較多的人還不到慢性疼痛的程度，屬於偶爾疼痛的初期；❷比較多的人屬於中期，雖然不是每天疼痛，卻已經有明顯的髖關節疼痛症狀；❸比較多的人屬於慢性疼痛，幾乎每天出現髖關節疼痛症狀，而且隨時都有不舒服的感覺。
- ●從下一頁開始為大家介紹各種適合不同狀態的訓練方法，請大家根據自己的情況，進行最合適的訓練。

挑戰時間
早／晚
所需時間
3分鐘

初期篇 推牆壁操

適合剛出現疼痛症狀或偶爾痛一下的人。有效緩和疼痛。

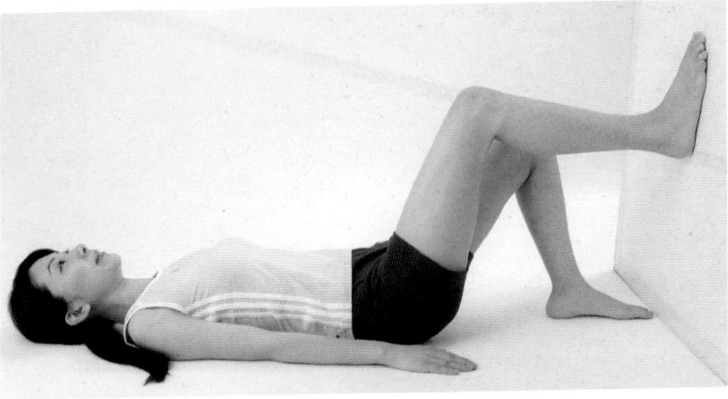

1
採取仰躺的姿勢，膝蓋彎曲90度並將足底貼在牆壁上。

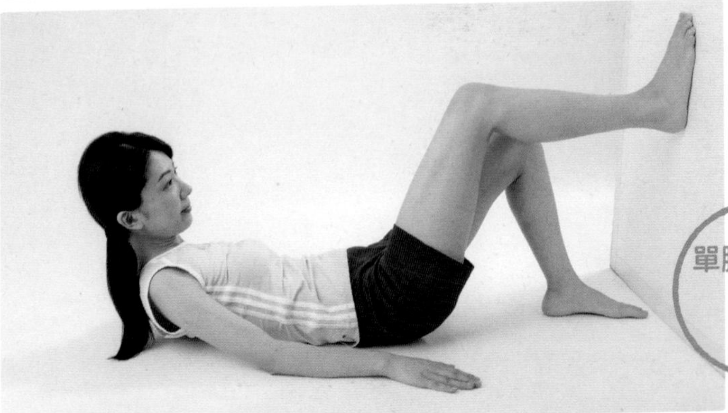

2
足底用力推壓牆壁30秒鐘。

單腳30秒
×
3次

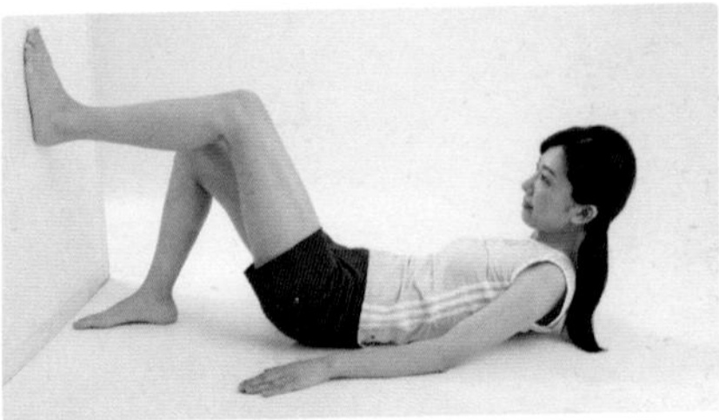

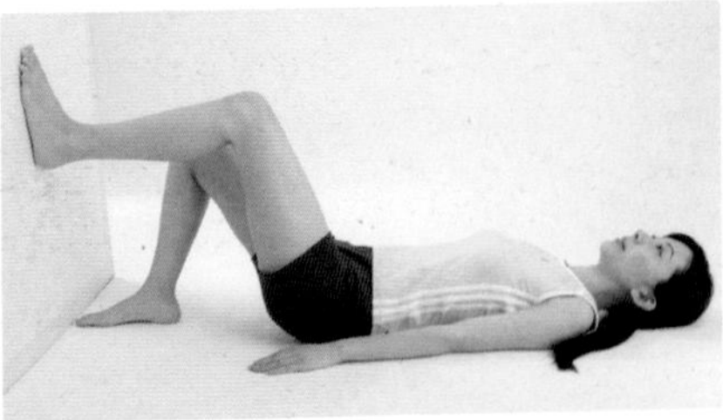

3 左腳也是同樣步驟，每隻腳各進行3次。早上或晚上操作都可以。

挑戰時間
晚
所需時間
3分半鐘

中期篇 夾毛巾（坐墊）向上抬起操

雖然不是每天疼痛，但能有效緩和髖關節疼痛症狀。

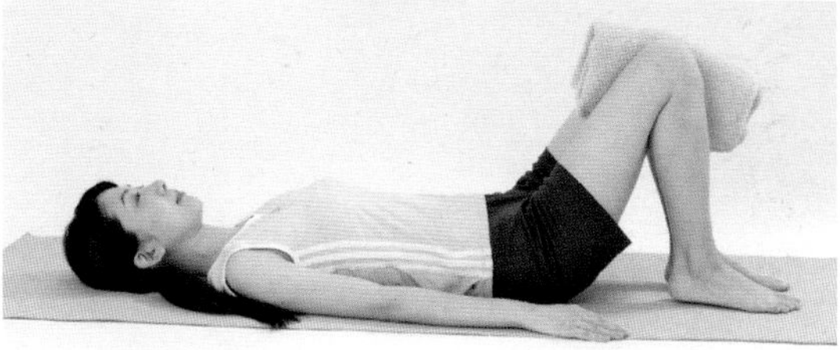

1

仰躺在地，用雙腳膝蓋夾住折成一半的浴巾（或坐墊）。

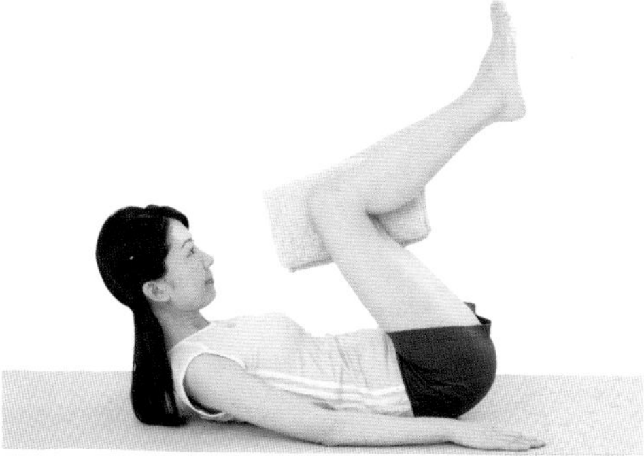

2

雙手貼地撐住身體，慢慢地將頭和膝蓋互相靠近。

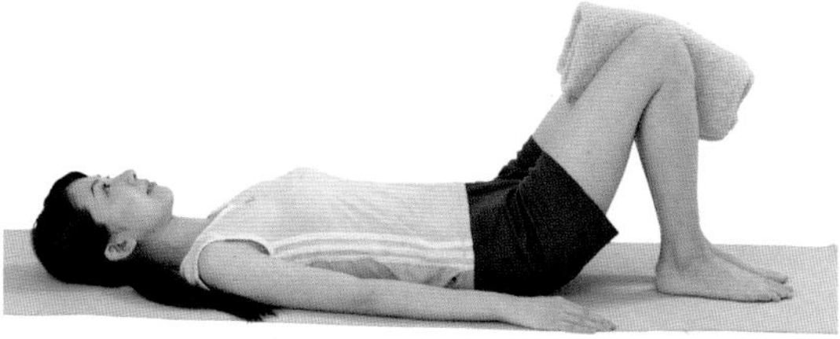

3

維持❷的姿勢5秒鐘，然後恢復原本姿勢。

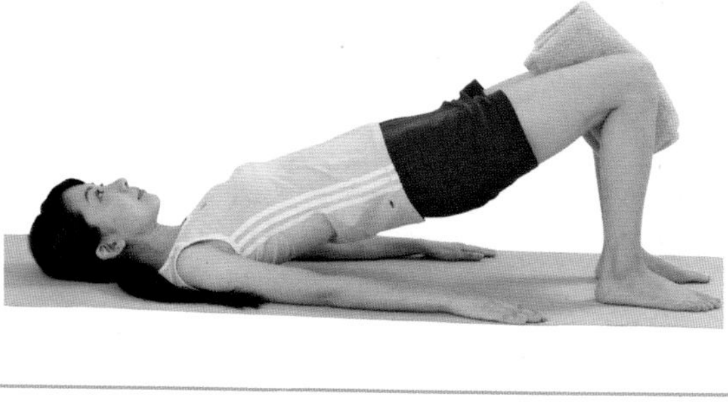

4

接著抬起腰部，維持5秒鐘。操作以上各種姿勢時，小心不要讓浴巾（坐墊）掉下來，大腿內側確實用力夾住。3次為一個回合，共進行3回合，建議於晚上就寢前操作。

慢性期篇 髖關節滑動操

適合每天都有髖關節疼痛症狀、肌力衰退的人。

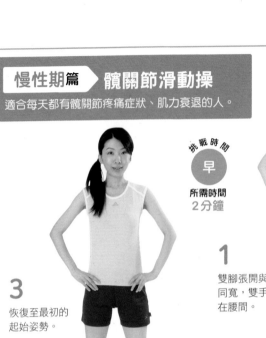

挑戰時間
早
所需時間
2分鐘

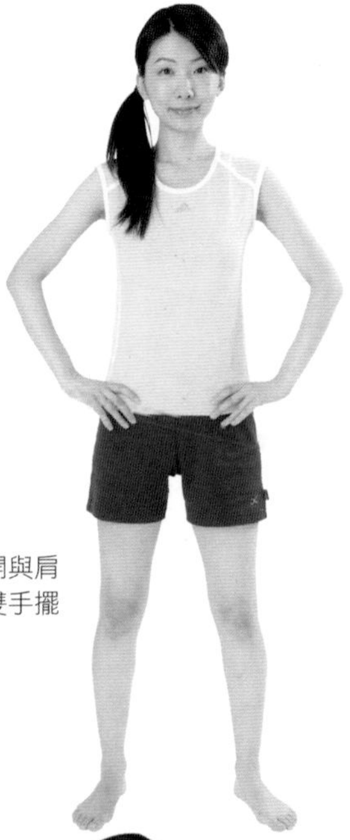

1

雙腳張開與肩同寬，雙手擺在腰間。

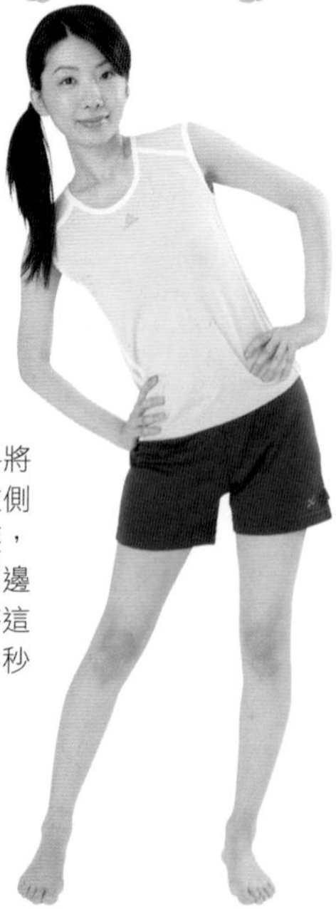

2

像是以右手將腰部推往左側的感覺彎腰，髖關節向側邊移動。維持這個姿勢10秒鐘。

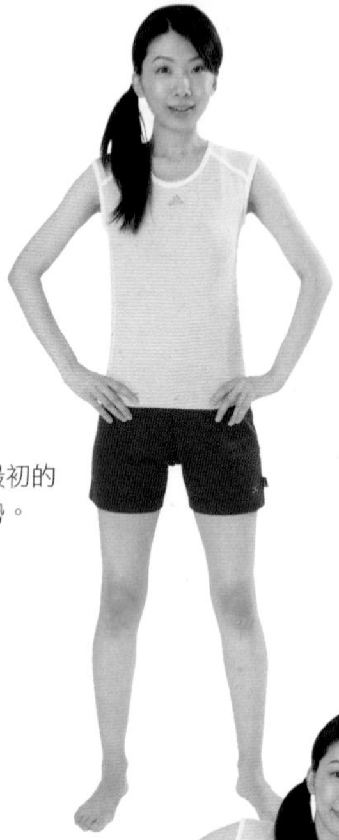

3

恢復至最初的起始姿勢。

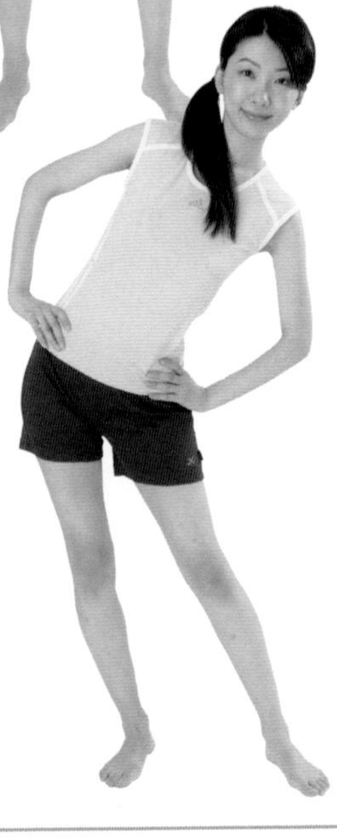

4

左側也是同樣步驟。左右側各一次為一個回合，共進行3回合。髖關節突出的另外一側上半身彎曲，效果會更好。建議於早上起床後立即操作。

PART 3

消除髖關節疼痛的食物和攝取方式

SARASARA堂院長
岡本羽加

實踐女子大學名譽教授／農學博士
田島 真

藥劑師
早川明夫

醫學博士
蓮村 誠

國際中醫師／藥膳特約協會代表
杏仁美友

（依文章順序）

使用富含葡萄糖胺和軟骨素的蝦米製作【消除髖關節疼痛湯】進行特別照護

富含修復軟骨（具緩衝功用）的成分

【髖關節疼痛】的主要原因是位於股骨（大腿部位最粗的骨骼）前端與骨盆之間，負責緩衝功用的軟骨逐漸磨損減少。即便是一般走路動作，輕微摩擦和撞擊都會造成骨骼受傷而引起疼痛。

隨著年齡增長，長期使用關節造成軟骨磨損的現象無可避免。不少人為此感到苦惱，而電視上也經常看得到【消除關節疼痛】的保健食品廣告。

從這些廣告當中，大家應該常聽到葡萄糖胺和軟骨素等成分名稱。

葡萄糖胺是醣蛋白和玻尿酸的合成物，據說可以促進軟骨組織再生。

另外，軟骨素是黏稠成分黏多醣的一種，為軟骨結構的重要成分，具有良好的保水性。據說軟骨素還具有抑制軟骨分解酵素活性的功用。

於是，我們設計了一款富含消除【髖關節疼痛】成分的湯品。或許有些讀者認為「只要攝取足夠保健食品就可以了」，但我認為營養素是各種成分的組合，透過彼此相輔相成以促進身體順利吸收，才能提高彼此的作用力。

尤其是湯品類，好比中藥材，用鍋子熬煮並萃取菁華製作成湯，更有利於人體順利吸收。而且湯品類熱熱喝，還兼具溫熱身體的功用，可望緩和因寒冷而惡化的【髖關節疼痛】。

含有讓關節恢復年輕的中藥／藥膳成分

接下來為大家介紹【消除髖關節疼痛湯】所使用的食材。首先是剛才提過的富含葡萄糖胺和軟骨素的蝦米。

【消除髖關節疼痛湯】使用的是容易處理的蝦米。其次是能夠增強腸胃功能的山藥和高麗菜，由於蝦米稍微難以消化，透過增強腸胃功能有助於確實吸收蝦米的營養成分。

山藥除了作為食材，也是常用的中藥材之一，能夠充分補充身體構造的五臟之一「腎」氣。腎主管生理能

岡本院長推薦的
富含葡萄糖胺和軟骨素的
【消除髖關節疼痛湯】

山藥

富含促進食物消化／吸收的黏稠成分黏蛋白、鋅、維生素B群等提高細胞代謝的成分。

高麗菜

高麗菜富含維生素U，具有活化腸胃運作、促進食物消化並幫助吸收的功用。

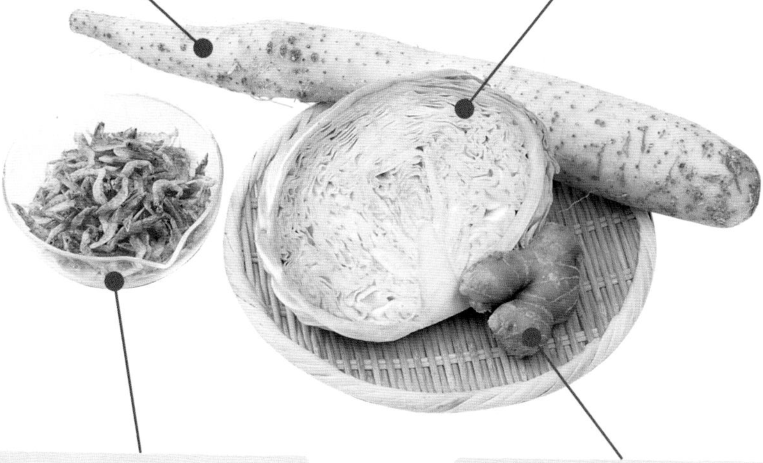

蝦米

富含促進軟骨再生的葡萄糖胺，以及抑制軟骨分解酵素活性的軟骨素。

生薑

生薑的獨特成分薑烯酚和薑辣素有助促進血液循環以溫暖身體，並且有效緩和關節疼痛。

量，想要維持年輕的關節，必須提高腎氣。

另一方面，在中醫和藥膳世界裡，高麗菜具有健脾養胃的功效，同時有助強健肌肉。高麗菜對負責支撐關節的肌肉非常有幫助，也因為富含膳食纖維，能有效減少整體食量，是減輕髖關節負荷的最佳戰友。

第四種食材是生薑，這是近幾年來相當受到歡迎的健康食材，生薑含有薑烯酚和薑辣素等具暖身功用的成分，能有效消除關節部位的冷痛症狀。

接下來是最重要的調味。使用從富含膠原蛋白的雞湯萃取而成的雞湯粉和促進「氣血」循環的清酒調味。

但【消除髖關節疼痛湯】終究不是藥物，請大家至少連續食用三天，每天早晚各一次，慢慢減緩疼痛症狀。若後續能一直食用，三天後可以改成每天一次，請大家務必持之以恆。覺得「喝膩」的時候，試著在湯裡添加一些豆漿或咖哩粉轉換口味。

這項湯品雖然名為【消除髖關節疼痛湯】，但對改善腰痛或膝痛也很有效，另外兼具減肥、消除慢性疲勞的效果。

蝦米充滿香氣又好吃，希望大家集中三天進行特別照顧，然後間隔一段時間後再次烹煮食用，一再反覆這樣的飲食治療。

（岡本羽加）

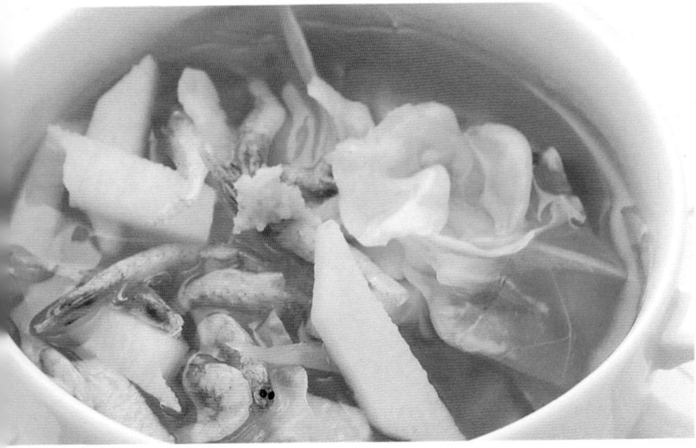

一次製作三天分量!!
【消除髖關節疼痛湯】
烹煮方法

岡本羽加

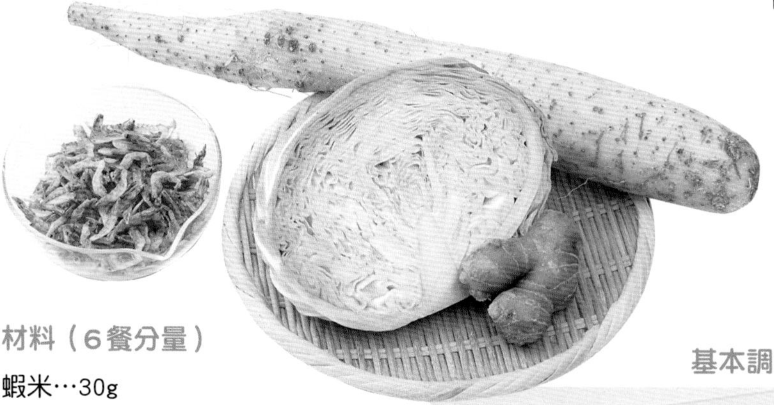

材料（6餐分量）

蝦米…30g
山藥…300g
高麗菜…6片葉片
生薑…適量
水…700㎖

基本調味料

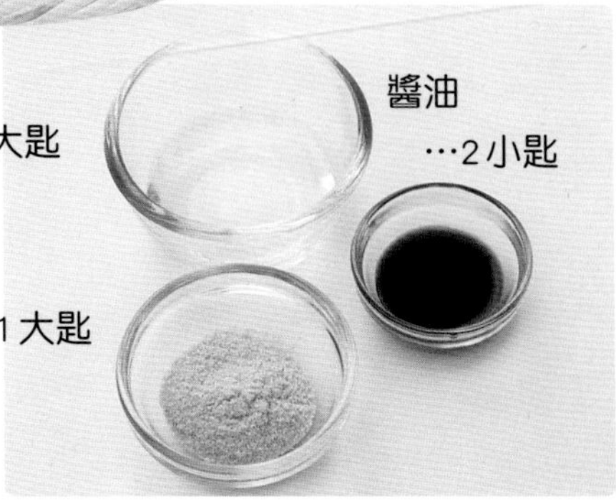

酒…1大匙
醬油…2小匙
雞湯粉…1大匙

保存方法

其2 分成6等分後冷凍保存

其1 連同鍋子放入冰箱冷藏

整鍋放入冰箱冷藏時，記得蓋好鍋蓋。並於整鍋加熱後取一份食用。這種情況下，建議在3天內食用完畢。若冷藏室放不下鍋子，則分成6小份後冷凍。冷凍的情況下，可以保存長達1個月。吃膩的時候，加入豆漿、味噌、咖哩粉改變口味！

1 切蔬菜

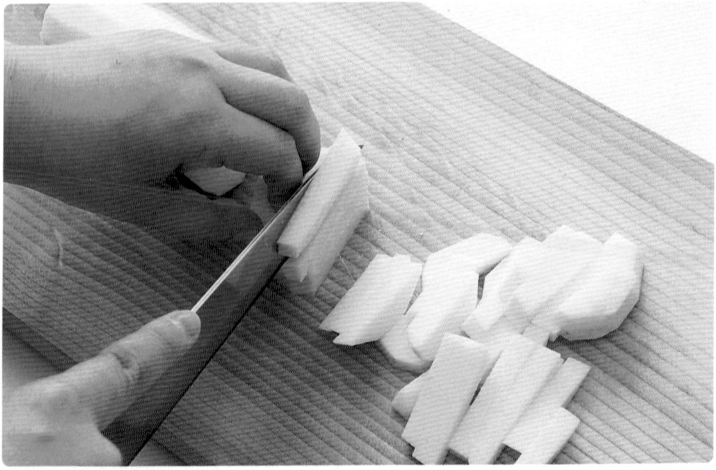

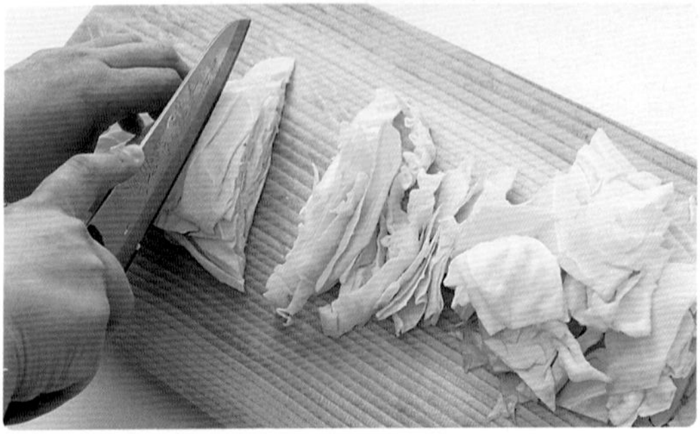

山藥削皮後切成短條狀。高麗菜切成一口大小。

2 炒蝦米

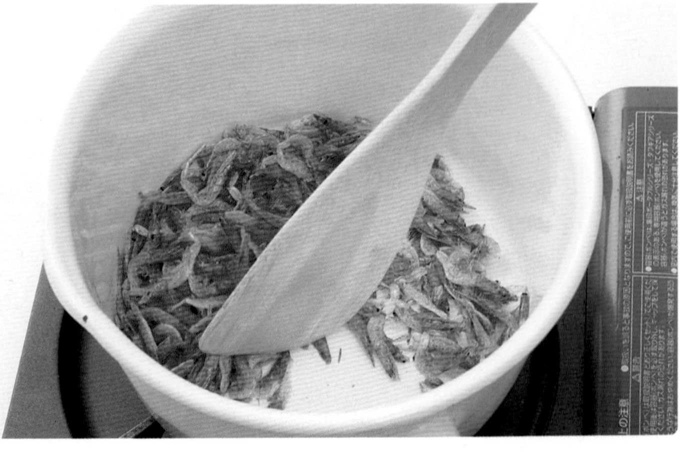

將蝦米倒入大鍋中，以中火熱炒。使用木鍋鏟等攪拌以防止燒焦。

3 加水熬煮

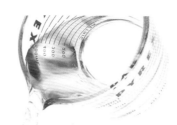

散發出蝦米的香氣後，改為加水熬煮。

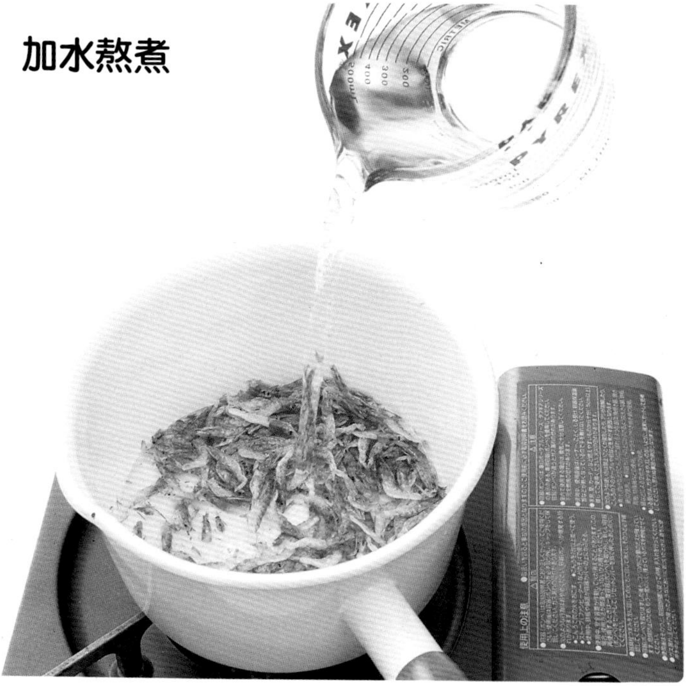

4 加入山藥

3沸騰後加入山藥。小心撈起浮沫。

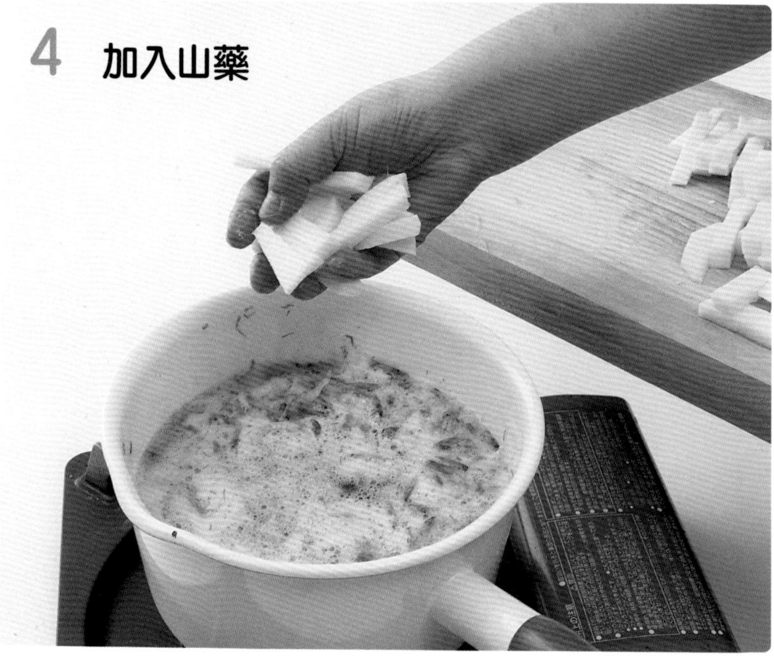

5 加入高麗菜和調味料

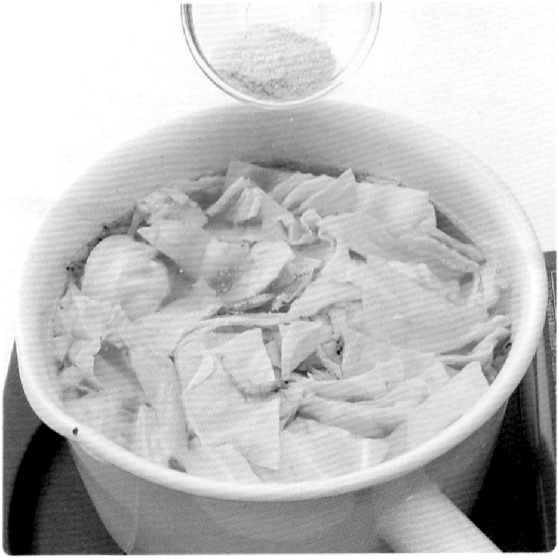

4沸騰之後加入高麗菜，然後放入調味料充分攪拌。再次沸騰後即可關火。

加入生薑就完成了！

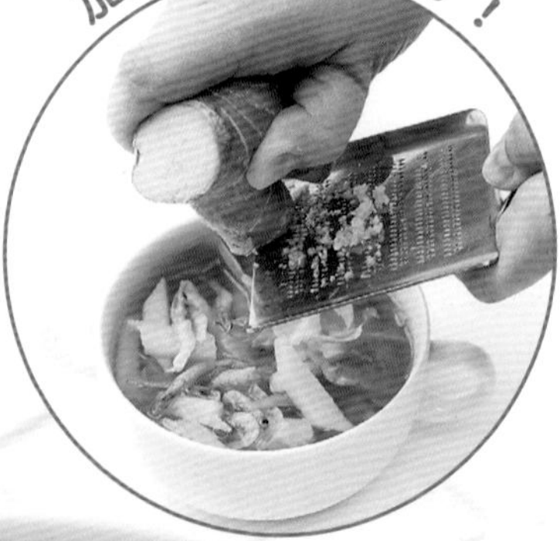

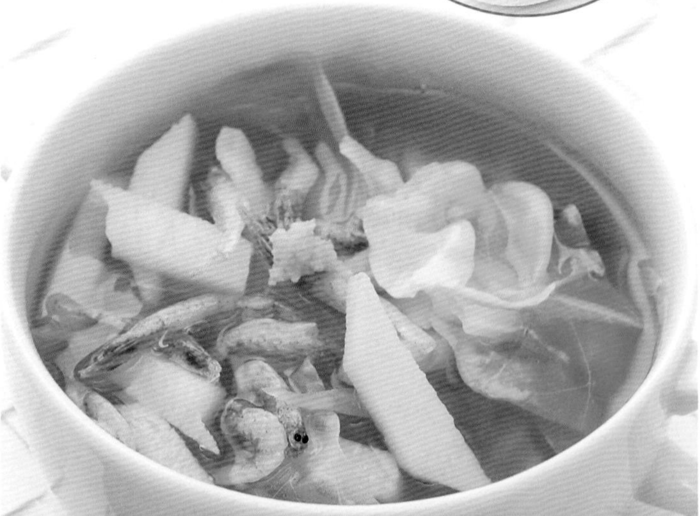

取5完成品的⅙於容器中，擺上些許生薑泥就大功告成了。於早、晚餐用餐的一開始時食用。剩下的放涼後置於冰箱冷藏室保存。

1天2次，
早、晚餐用餐的一開始時食用。
3天後有效減輕疼痛。

【黑芝麻豆腐】促進腦內荷爾蒙分泌以預防疼痛
【昆布寒天】管理體重以減輕髖關節的負擔

緩和因疼痛造成的焦躁情緒

在日常動作中頻繁活動的髖關節容易隨著年齡增長而逐漸出現疼痛症狀。聽說近年來也有愈來愈多年輕族群因不良坐姿和站姿的習慣而深受髖關節疼痛所苦。髖關節疼痛真的是令人相當困擾的問題。

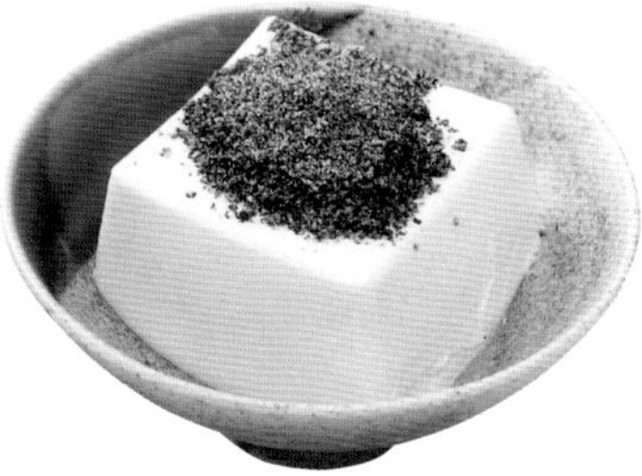

髖關節疼痛症狀一旦惡化，不僅走路變困難，甚至有不少人因此長期臥床。為了預防這種情況發生，希望大家務必嘗試一下【黑芝麻豆腐】和【昆布寒天】這兩種食物。

【黑芝麻豆腐】顧名思義是豆腐加上黑芝麻，作法極為簡單。若說這是一道能夠有效消除髖關節疼痛的料理，相信一定有不少人感到相當驚訝。

而祕密就藏在豆腐原料大豆裡的名為「色胺酸」的胺基酸成分。色胺酸是一種於體內分解後被送往大腦，然後轉變成血清素的荷爾蒙。血清素主要作用於穩定情緒、減輕疼痛。

另一方面，血清素到了晚上會變成產生褪黑激素（睡眠荷爾蒙）的原料。雖然疼痛時而干擾睡眠，但褪黑激素具有安眠效果，因此【黑芝麻豆腐】不僅能改善不適症狀，也讓能關節組織充分休息以進行修復，亦即解決失眠問題有助於消除髖關節疼痛。

基於上述理由，深受髖關節疼痛折磨的人應該積極攝取富含色胺酸的豆腐。

搭配豆腐的黑芝麻也富含芝麻素和維生素E等身體不可或缺的重要成分。關節疼痛多半因為關節周圍的血流不順暢、代謝變差所引起，必須攝取能夠促進血液循環的成分，才能有效減輕疼痛。

芝麻正好富含改善血液循環、促使細胞年輕化的芝麻素和維生素E。所以芝麻和豆腐合而為一的【黑芝麻豆腐】，可望產生相得益彰的效果。

另一方面，【昆布寒天】則是使用昆布茶製作寒天，無論是昆布茶的原料昆布或寒天本身，都含有以海藻酸為首的豐富水溶性膳食纖維。水溶性膳食纖維能幫助體內益生菌繁殖生長並促進腸道蠕動，也可以抑制膽固醇和脂質等吸收且加速排出體外。

當腸道蠕動活躍、膽固醇和中性脂肪降低，自然能夠達到減重效果。

改善血液循環以減輕疼痛

體重減輕對下半身的負擔會變小，自然有助減輕髖關節疼痛。除此之外，膽固醇和中性脂肪減少，血液流動變順暢，關節部位也會因為血流順暢而比較不會冷冰冰。隨時保持關節溫熱，疼痛自然慢慢緩解。據說不少相撲力士也都深受髖關節疼痛所苦。他們的體重動不動就超過100kg，也難怪容易有髖關節疼痛的問題。由此可知，體重管控對預防髖關節疼痛來說也佔有一席重要地位。

當然了，能夠養成每天運動的習慣更好。不需要將運動想得太困難，每天快步走就足夠了。1天最少走10分鐘，最理想的情況是30分鐘。在柏油路上走路覺得不舒服的人，建議改在游泳池裡快步走，可以有效降低對身體的負荷。另外也請大家務必嘗試一下【黑芝麻豆腐】和【昆布寒天】，養成每天適度運動的習慣。

（田島真）

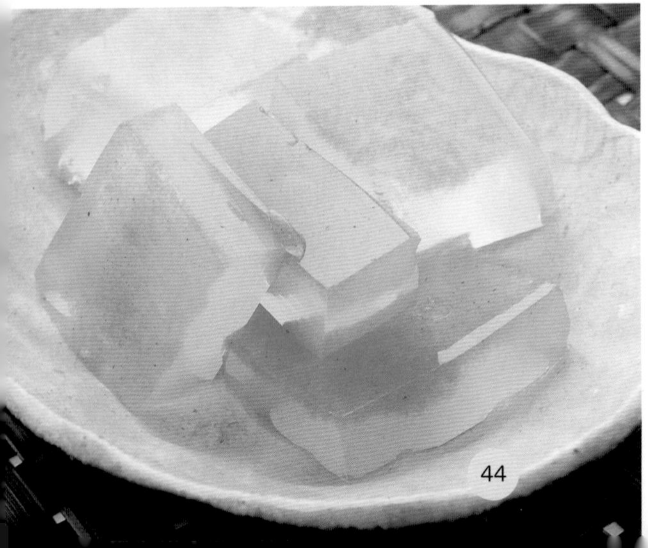

增加緩解疼痛的腦內荷爾蒙【黑芝麻豆腐】的烹煮方法

烹煮方法

將去水後的豆腐裝在碗裡，撒上黑芝麻粉就完成了。

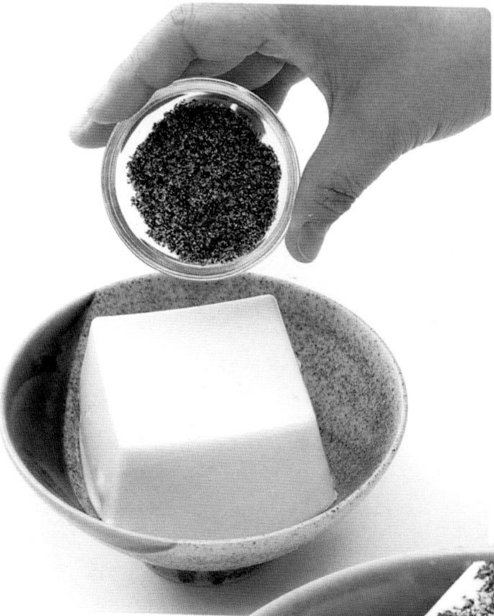

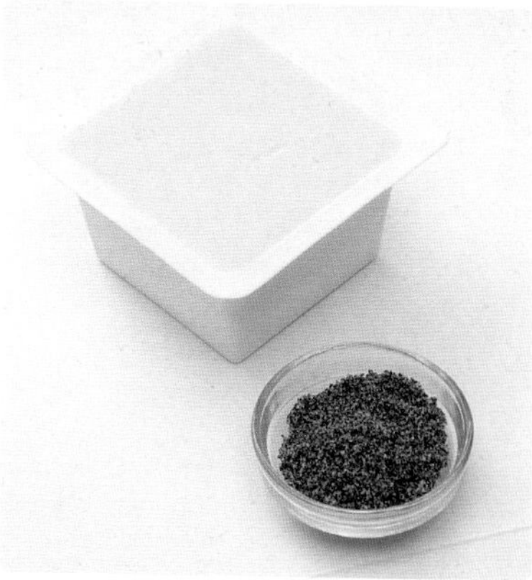

材料（1餐份）

豆腐…1塊
黑芝麻粉…2小匙

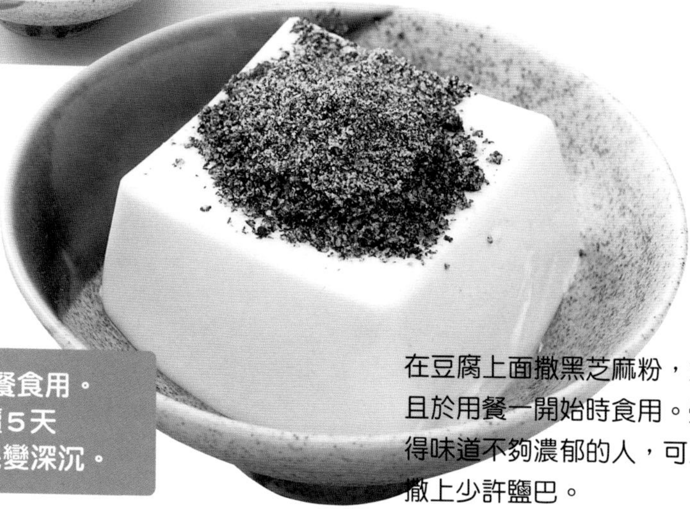

每天晚餐食用。持續5天幫助睡眠變深沉。

在豆腐上面撒黑芝麻粉，並且於用餐一開始時食用。覺得味道不夠濃郁的人，可以撒上少許鹽巴。

減輕造成髖關節負擔的體重
【昆布寒天】的烹煮方法

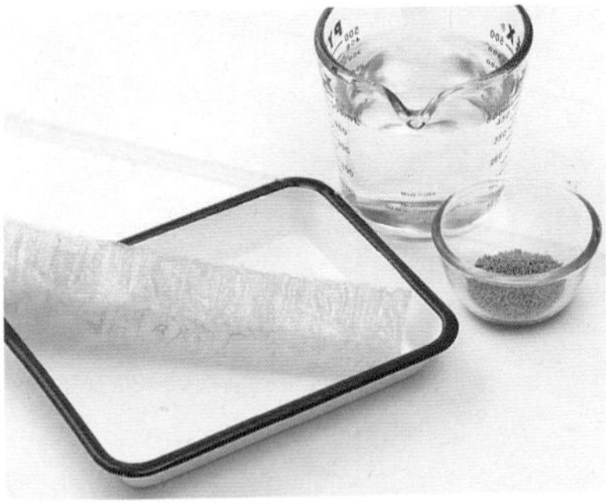

材料（5餐份）

寒天棒⋯1根　水⋯600㎖
昆布茶⋯1大匙　熱水⋯50㎖

烹煮方法

1 搓洗寒天

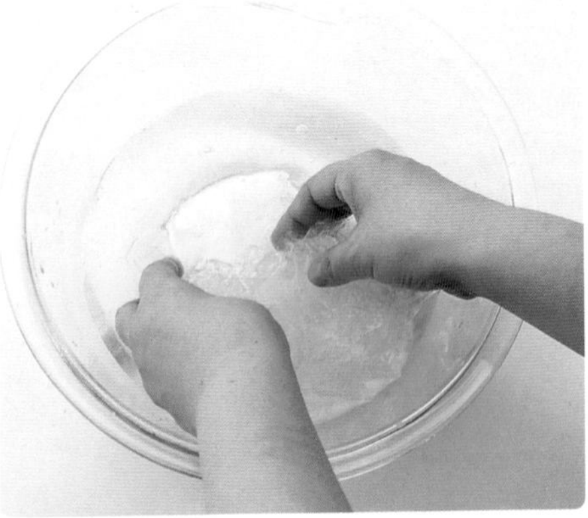

將寒天棒浸泡在水裡（分量外），力道適中地搓洗一下，小心不要撕細碎。

2 寒天泡水 膨脹恢復原狀

將1擠乾水分且撕成小塊，放入鍋裡並倒入600㎖的水，浸泡於水裡1小時。

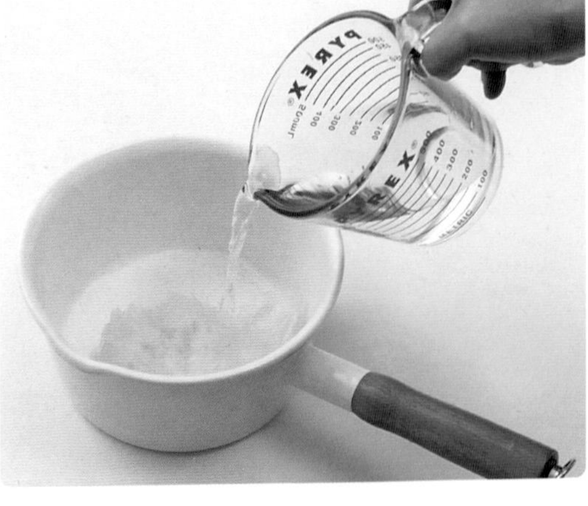

3 加熱溶解

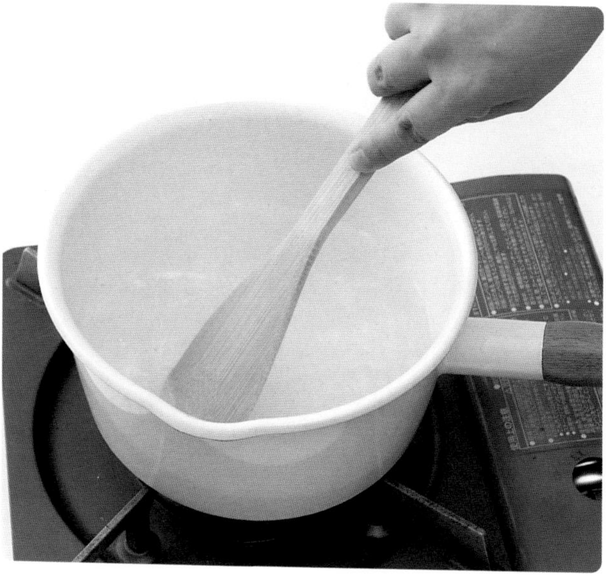

以中火加熱2，為避免燒焦，以木鍋鏟等攪拌至完全溶解。

4 加入昆布茶拌勻

將昆布茶倒入熱水裡拌勻後加入3的鍋裡一起攪拌均勻。

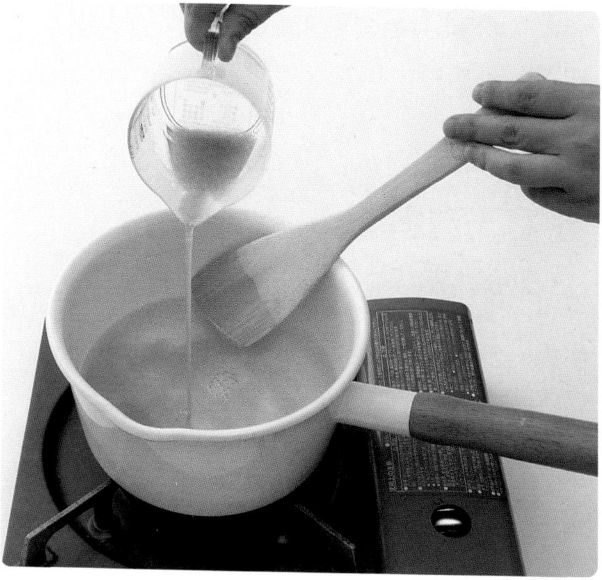

5 倒入模型中

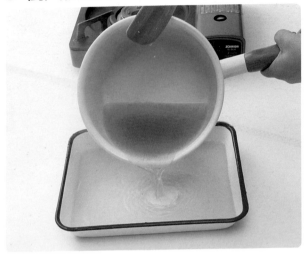

倒入事先弄濕的大托盤中，靜置放涼。冷卻後蓋上保鮮膜並置於冰箱冷藏室保存。

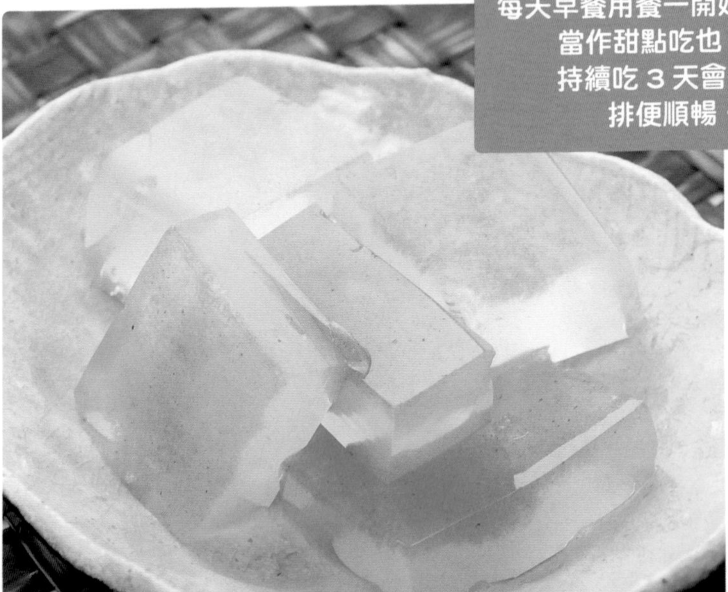

每天早餐用餐一開始時食用。
當作甜點吃也 OK。
持續吃 3 天會感覺
排便順暢。

完成

將完成後的【昆布寒天】切成小塊，1次大約吃⅕的分量。也可以搭配蔬菜做成沙拉。

【鯉魚鱗片】富含骨骼吸收率高的「含膠原蛋白礦物質」，提升骨質密度，強化髖關節

鯉魚是中國既特別又珍貴的食材

在中國壽宴上經常會看到一道跟鯉魚有關的佳餚。日本雖然也有鯉魚醬湯這道料理，卻不像中國會直接將鯉魚連同魚鱗一起油炸或清蒸。

鯉魚本身的壽命很長，再加上能在湍急瀑布中逆流而上，因此傳言鯉魚在死後會幻成龍，基於這個緣故，鯉魚自古被推崇為開運食物而廣受歡迎。

在藥膳料理中，鯉魚原本就是一種可以增強體力、促進產後婦女分泌乳汁的食物，而隨著現代營養學的持續研究，更發現鯉魚富含許多對人體有益的營養成分。

最主要的營養成分是膠原蛋白加上鈣、鎂等各種礦物質的「含膠原蛋白礦物質複合體」，尤其【鯉魚鱗片】裡的含量特別多。身體吸收這些成分後轉變為骨骼成分。根據研究資料顯示，只要持續攝取「含膠原蛋白礦物質複合體」，將有助於增加骨量。

其實人體對鈣質和膠原蛋白的吸收率並不好，但由於骨骼組織是由是羥磷石灰和第一型膠原蛋白結合在一起所構成，因此「含膠原蛋白礦物質」不僅容易被身體組織吸收，也更容易被帶入骨骼中。

膠原蛋白是蛋白質的一種，更是骨骼的主要結構，而分布於空隙中的則是鈣等礦物質。因此膠原蛋白和鈣質都是提升骨骼強度所不可或缺的重要成分。【鯉魚鱗片】正好可以充分補

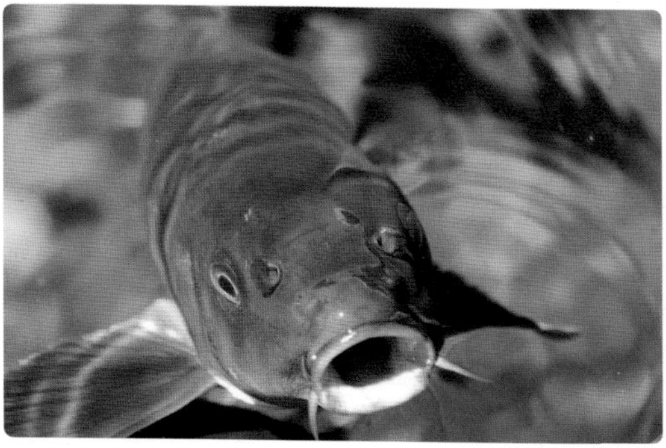

在中國，鯉魚是宴客必備的食材之一，象徵充滿活力與能量。而鯉魚其實也是強健骨骼的珍貴食材！

充這些營養成分。
這裡再為大家介紹一個關於骨骼的基礎知識。

骨骼由皮質骨和海綿骨構成。皮質骨位於骨骼外側且質地堅硬；海綿骨位於內側，因為有許多孔隙，質地較為柔軟。

髖關節連結骨盆和股骨，而股骨同樣也由皮質骨和海綿骨構成。

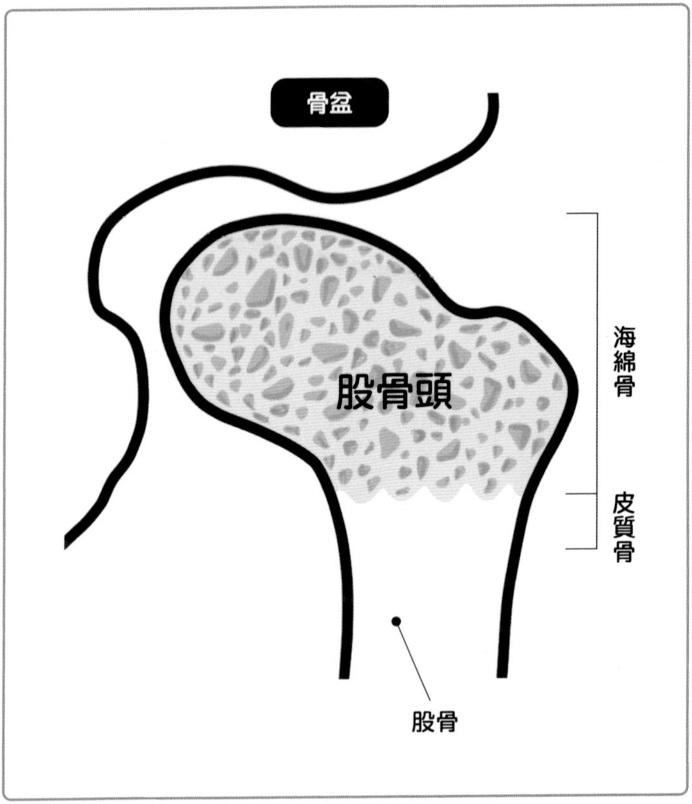

連接骨盆與股骨的「股骨頭」由海綿骨構成，不僅較為柔軟且呈突出圓球狀，因此相對脆弱。

連結骨盆的股骨部分很脆弱

股骨不同於其他骨骼的最大之處在於連接骨盆的「股骨頭」部位（請參照上圖），股骨頭呈突出的圓球狀，而且單純由海綿骨構成。

皮質骨雖然堅硬，但新陳代謝速度慢，而海綿骨的代謝速度則相對較快。

照理來說，骨髓分泌促進新陳代謝的物質，但骨髓卻沒有延伸至股骨頭。

因此，髖關節骨容易受損，卻也難以修復。

髖關節疼痛是因為軟骨磨損減少，

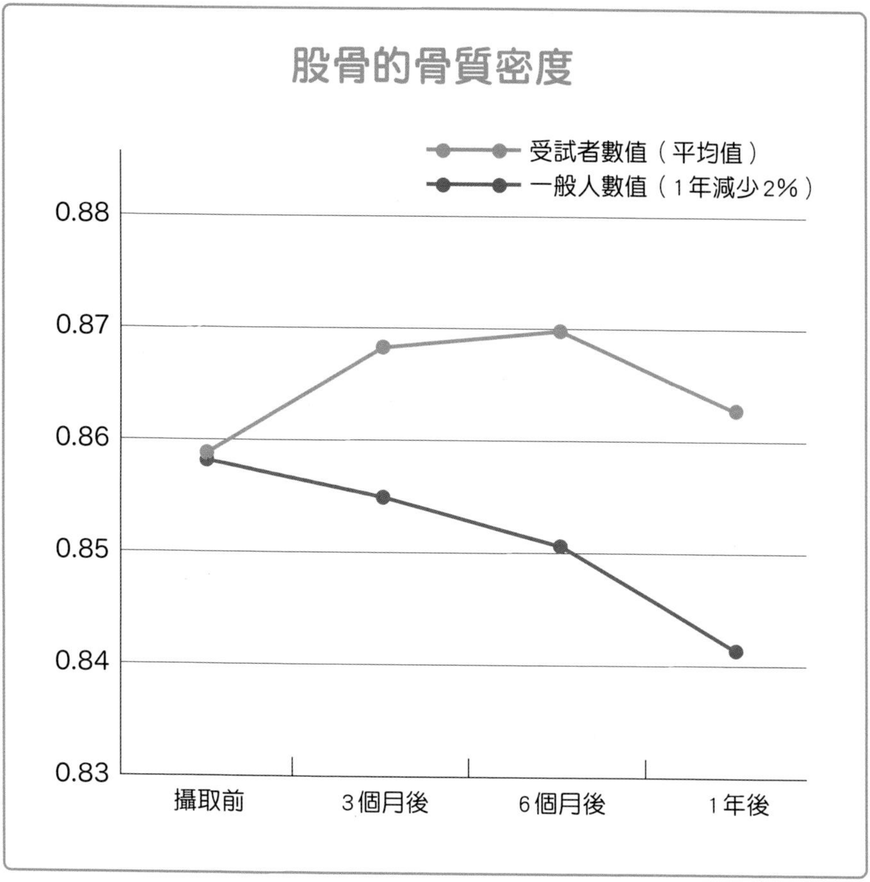
股骨的骨質密度
受試者數值（平均值）
一般人數值（1年減少2%）
0.88
0.87
0.86
0.85
0.84
0.83
攝取前
3個月後
6個月後
1年後

造成骨骼之間彼此摩擦而引起，股骨頭一旦壞死，疼痛將變得更加劇烈。

多攝取能夠有效修復骨組織的【鯉魚鱗片】所富含的「含膠原蛋白礦物質」，有助提高骨質密度以改善骨質疏鬆症。

神奈川齒科大學專攻放射線領域的鹿島勇教授的研究成果（請參照上方圖表）也已經證明這一點。25位參加【鯉魚鱗片】健康食品實驗的女性，她們的股骨密度都於服用後獲得明顯改善。

而根據中醫的說法，【鯉魚鱗片】具有消浮腫的效果。部分關節疼痛情況因多餘的水分蓄積在關節裡而引起，從這一點來看，【鯉魚鱗片】可說是消除髖關節疼痛的最強食物。

（早川明夫）

阿育吠陀的處方——高純度的油【酥油】和【蔗砂糖】，帶給關節滋潤與營養，有效減輕疼痛

風能紊亂造成髖關節和關節疼痛

根據印度傳統醫學阿育吠陀的說法，每個人與生俱來擁有風能（Vata）、火能（Pitta）、水能（Kapha）三大生命能量，只是比例組合因人而異，而這個比例還會隨年齡增長而改變。

孩提時代的水能比例最高，因此肌膚水嫩且容易流淚。長大成人後，火能增加，活動力跟著變強。漸漸上了年紀後，風能增加，身體各部位也開始變乾燥。

皮膚乾燥最顯而易見，但其實關節裡的關節液和潤滑液也會開始減少並造成軟骨磨損。也就是說，根據阿育吠陀的說法，髖關節等關節疼痛是風能增加而引起。

若要消除關節疼痛，必須預防乾燥。有些人認為只要多補充水分就好，但好比將水淋在白紙上，濕潤無法持久，過一會水分蒸發後，白紙會恢復原本的乾燥。

但換成油的話，油相對黏稠，不會像水一樣蒸發後變乾燥。因此阿育吠陀提出的建議是喝油和抹油。

阿育吠陀對關節還有另外一套見解。我們從食物中攝取的營養素，首先被血液吸收，然後再依序由血球、肌肉、脂肪、骨骼、骨髓、神經、生殖器官吸收。這裡面完全沒有關節登場的機會，唯有脂肪充分吸收養分後，才輪到關節進行二次吸收。由此可知，營養素容易到達脂肪的食物，才是能夠消除髖關節疼痛的食物。

吃油幫助關節容易獲得營養素

那麼，營養素容易到達脂肪的食物有哪些呢？好比肉類提供肌肉組織營養素，而最容易被脂肪吸收的則是油類，吃油幫助關節容易獲得營養素。油類之中最理想的是【酥油】，煮沸無鹽奶油，萃取脂肪和蛋白質所製作出來的油。

另外還有一種強化關節的食物，即

【酥油】和【蔗砂糖】的攝取方法

每日攝取1～ 2茶匙，添加於食物或茶品中。也可以搭配【酥油】一起食用。

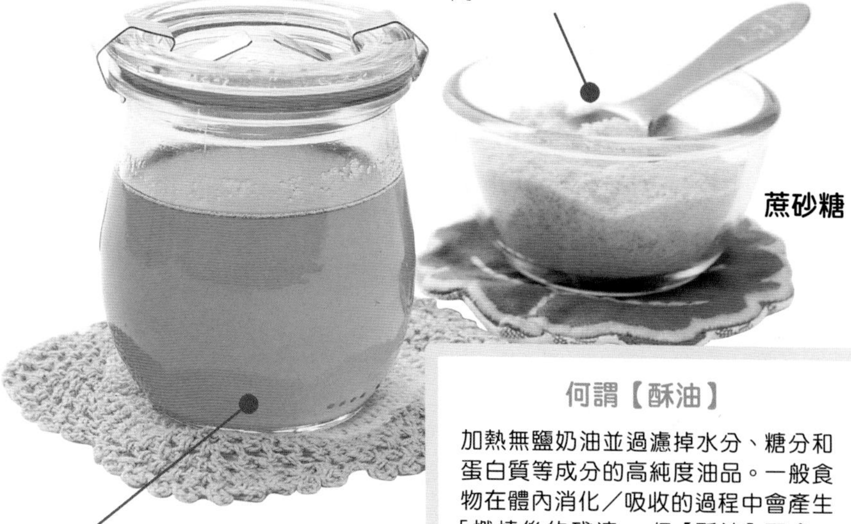

每日攝取2～3茶匙，添加在三餐料理或湯品中食用。

何謂【酥油】

加熱無鹽奶油並過濾掉水分、糖分和蛋白質等成分的高純度油品。一般食物在體內消化／吸收的過程中會產生「燃燒後的殘渣」，但【酥油】不會。另外，將【酥油】塗抹在燒燙傷或發炎部位，也具有消炎作用。

（製作方式如下頁所示）

是粗製糖【蔗砂糖】（保留部分蔗糖中的糖蜜和礦物質，精煉程度介於細砂糖和黑糖之間，類似台灣的二砂）。

不少患者實際嘗試過後，都明顯感受到改善效果，然而無論哪一種，攝取過量反而容易肥胖，進而造成髖關節負擔，所以務必適度攝取，千萬不要過量。【酥油】的每日建議攝取量為2～3茶匙，而【蔗砂糖】是1～2茶匙。可以添加於料理中每天食用。幫助產生關節液、提供軟骨養分、強化支撐關節的韌帶。

另一方面，睡眠不足或活動過於旺盛等生活習慣也容易造成風能失衡，建議改善這些不良習慣，並且適度攝取【酥油】和【蔗砂糖】，相信持續一個星期左右，必能有效緩和關節疼痛。

（蓮村 誠）

消化後的老舊廢物不殘留體內，最佳油類【酥油】的製作方法

製作方法

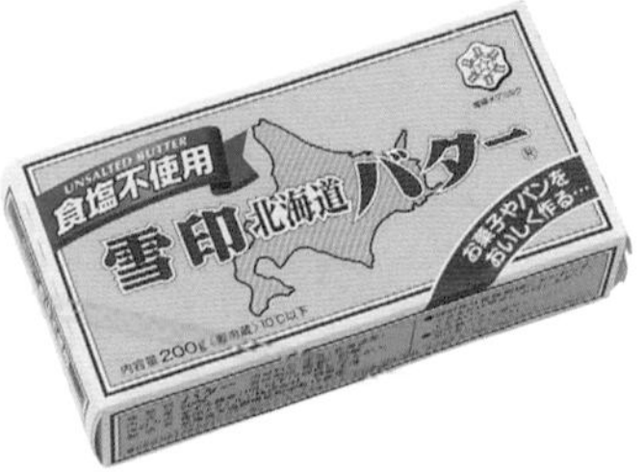

材料
（1～2週的分量）

只需要1盒無鹽奶油！
※使用不含鹽分的奶油

1 用鍋子加熱融解

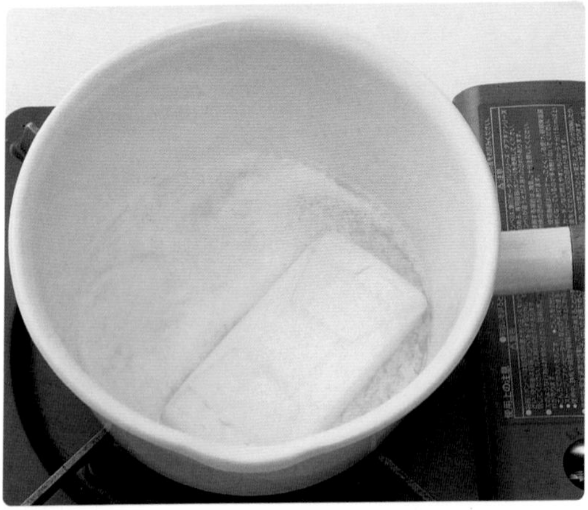

將無鹽奶油放入鍋裡，以中火加熱
至奶油融解。

2 撈起浮在上面的固形物

奶油融解後會有白色固形物
浮在上面，轉為小火並撈起
固形物。

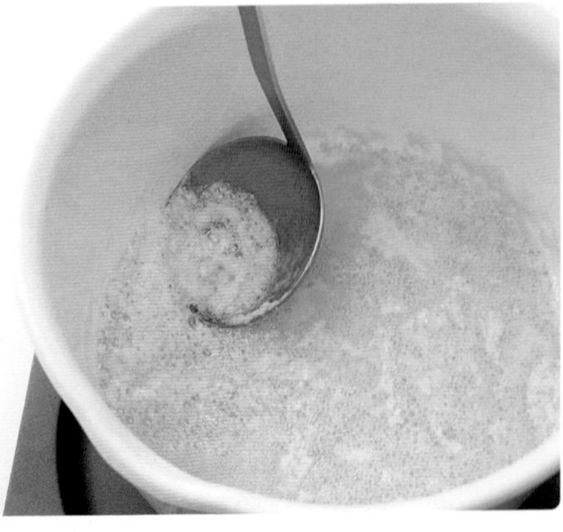

3 清澈見底時關火

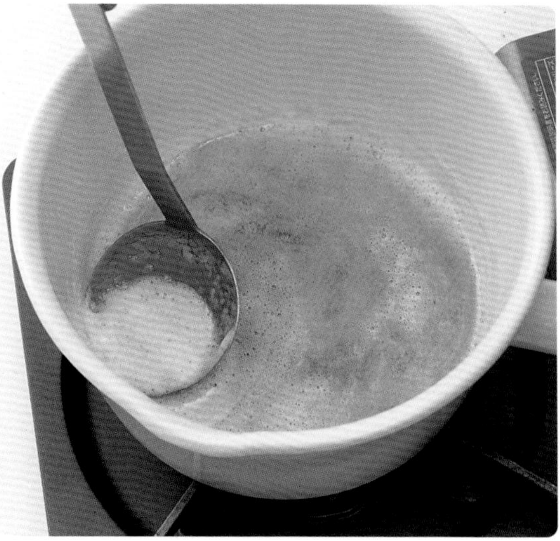

奶油呈現透明感且能清楚看到鍋底時關火。

4 過濾

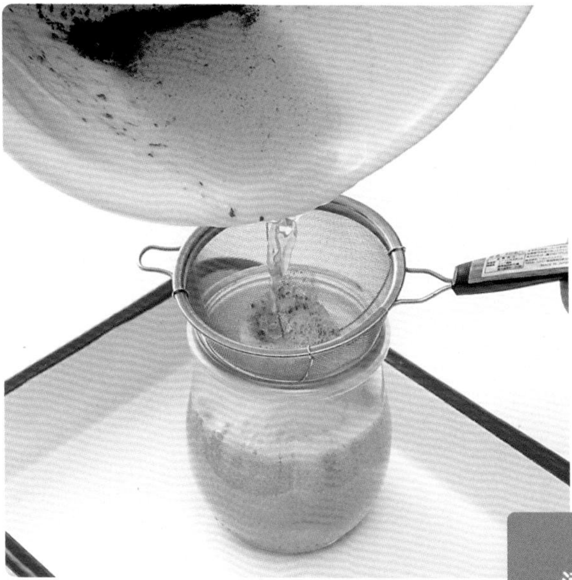

使用細網格的濾茶器過濾，沒有濾茶器時也可以使用紗布。過濾後裝入瓶中並置於冰箱冷藏室保存，於1個月內使用完畢。

**每天分數次
添加在料理中食用，
1週左右能減輕疼痛。**

髖關節疼痛的人要特別留意使身體變冷、水毒增加、熱量蓄積的食物！有益無害的飲食訣竅大公開

需要留意的飲食＆改善重點表

- **冷** 使身體受寒的飲食
- **水** 蓄積多餘水分的飲食
- **熱** 蓄積水分和熱量的飲食

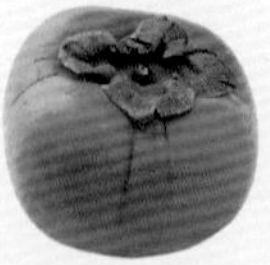

冷 柿子

柿子、梨子等水果屬於會降低身體溫度的水果。體溫下降使血管收縮，恐進一步加劇髖關節疼痛症狀。

這麼做就OK了 改吃柿子乾以減少體溫下降的程度。柿子乾同時也比較具有營養價值。

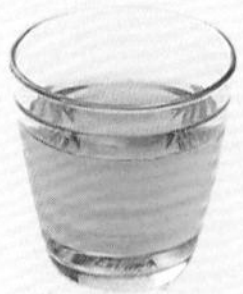

冷 綠茶

初夏採收飲用的綠茶具有減少體內熱能、治口乾舌燥的功用。茶類中顏色偏淺的綠茶尤其容易降低體溫。

這麼做就OK了 絕對不要喝冰涼綠茶，改喝溫熱綠茶。也可以試著改喝大火焙炒過的焙煎茶或紅茶！

根據中醫的觀點，造成髖關節疼痛的主要原因有3個。首先是「受寒」，身體處於冰涼狀態時，血管和肌肉會收縮，進而造成血液循環變差，誘發疼痛症狀。

而「水分代謝不良」也不容小覷。水分代謝速度變慢，滯留於體內的水容易囤積於下半身。一旦「氣血」和淋巴循環變差，髖關節和膝關節的功能會隨之下降。

身處濕氣重的環境，再加上不健康的飲食，體內過多的熱量和水分容易造成髖關節浮腫且積水。另外，燥熱不僅容易引起發炎，也會進一步誘發疼痛症狀加劇。

髖關節疼痛的原因是「受寒」、「水

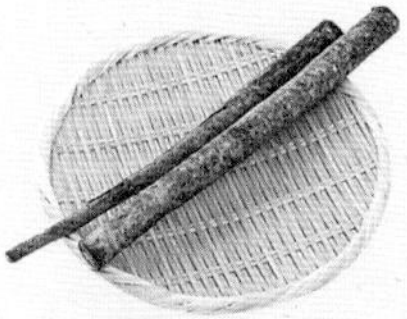

冷 牛蒡

據說將牛蒡入菜的國家只有日本和韓國。牛蒡性質寒冷，可以增加身體中的寒涼之氣，在藥膳中常用於治療發燒感冒或喉嚨腫脹。

這麼做就OK了

搭配具溫熱身體效果的辣椒以降低寒氣。向大家推薦金平牛蒡這道料理。

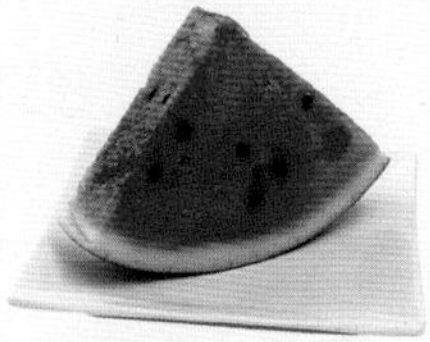

冷 西瓜

西瓜是夏季的代表性水果。最適合炎熱季節裡食用，能夠有效降溫並調整體內平衡，多用於降低身體溫度。

這麼做就OK了

食用前30分鐘從冰箱拿出來退冰。為了不讓西瓜變得更冰冷，請不要撒鹽。

分代謝不良」、「體內蓄積過多熱量與水分」，哪些人符合這些類型呢？身體受寒的特徵是「畏寒」、「手腳冰涼」、「不喜歡吹冷氣」、「臉色發白」、「單次尿量很多」。水分代謝不良的特徵是「疲累」、「胃脹消化不良」、「下半身容易浮腫」、「容易生痰且口水多」、「舌苔白厚」。體內蓄積過多熱量與水分的特徵則是「舌苔黃厚且黏稠」、「臉部脹紅」、「糞便黏且臭」、「喉嚨乾」、「青春痘多」等等。

各類型特徵中，符合項目多的人務必格外留意。有各類型問題的人，都容易有髖關節疼痛症狀。接下來為大家介紹各類型必須盡量避免攝取的飲食，提供大家作為參考。

（杏仁美友）

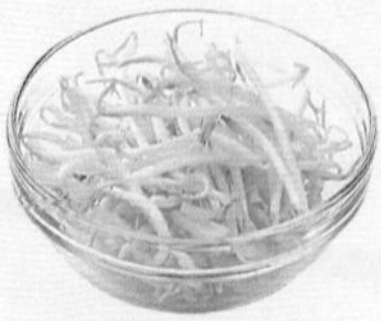

冷 **豆芽菜**

以人工方式讓大豆或毛豆發芽的豆芽菜。富含維生素C和鉀離子，由於不是生長於太陽底下，屬於會使身體變冷的寒涼性食物。

這麼做就OK了

不要生吃豆芽菜，建議搭配溫熱食材的生薑和大蒜一起拌炒。

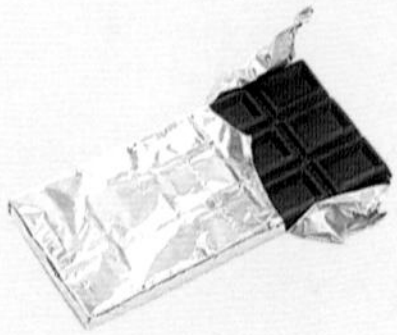

冷 **巧克力**

巧克力容易妨礙體內血液循環，導致身體發冷。吃太多會造成血液循環變差，進而使身體變冷，疼痛症狀加劇。

這麼做就OK了

盡量不要吃巧克力，或者搭配具燃燒脂肪效果的普洱茶、具溫熱身體效果的紅茶一起吃。

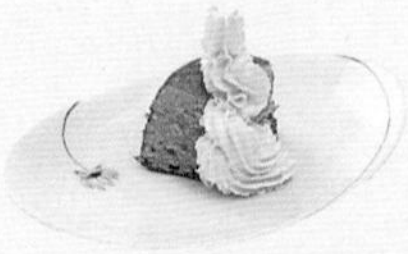

水 **鮮奶油**

乳製品易加重體內濕氣，所以居住在乾燥地區的人常使用鮮奶油製作成食品。但乳製品不僅容易造成水分代謝變差，也會降低體內溫度。

這麼做就OK了

盡量少吃乳製品。少吃使用鮮奶油製作的甜點，改吃松子或核桃當點心。

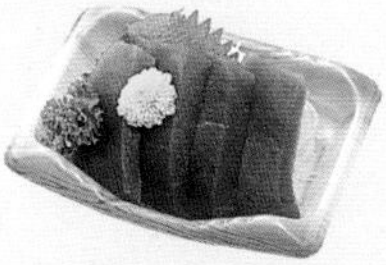

水 生魚片

生魚片、韓式生拌牛肉、生菜等食物的水分含量較多且不易消化，多餘的水分不僅容易囤積體內，也會導致身體愈來愈冰涼。

這麼做就OK了

搭配可以促進氣血循環、提高新陳代謝的青蔥、紫蘇、大蒜等調味蔬菜一起食用。

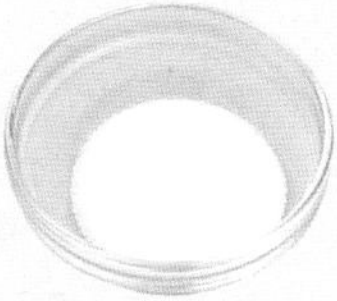

水 砂糖

精製砂糖會降低肝臟、腎臟、腸胃的運作功效，導致水分代謝變差，進一步引起疼痛和水腫。攝取過多還可能誘發維生素B群缺乏症。

這麼做就OK了

攝取過量砂糖易造成水分囤積於體內，務必嚴加控制攝取量，或者改用黑砂糖、蜂蜜。

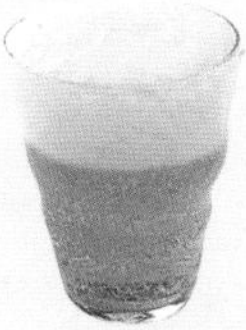

水 啤酒

日本濕度比較高，當自然環境的濕度高於體內，容易造成水分不容易排出體外。務必多留意不要攝取過量的冰啤酒或果汁。

這麼做就OK了

搭配促進水分代謝的毛豆等豆類食品，以及加速水分循環的花椒或紫蘇。

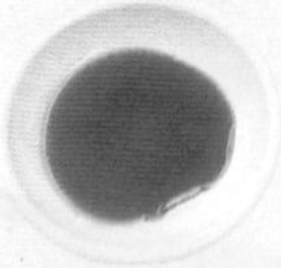

熱 **辣油**

以辣椒、花椒、生薑、蔥等調製的調味料具有促進血液循環的功效，對怕冷類型的人有益，但熱量相對容易囤積於體內。

這麼做就OK了

有疼痛症狀的人最好不要吃。改吃能促進消化、幫助代謝水分的陳皮。

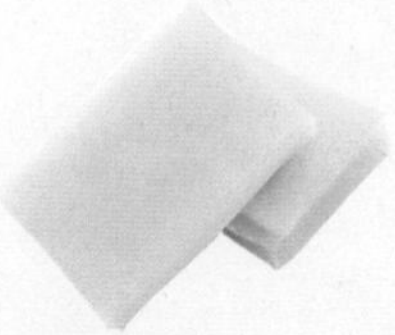

熱 **年糕／糯米**

日式雜煮、紅豆湯、火鍋等冬季料理中常用的食材年糕，據說具有蓄水生熱的效果。

這麼做就OK了

搭配可以促進水分代謝的海苔，或者毛豆、四季豆一起食用。

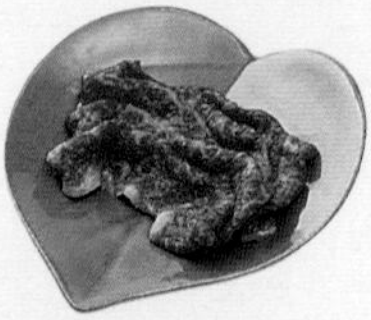

熱 **羊肉**

羊肉自古是用於溫熱身體的重要食材，雖然寒帶地區的人視羊肉為珍貴食材，但羊肉容易造成水分代謝變差，進而使熱能不容易排出體外。

這麼做就OK了

動物肉多屬容易生熱的食材，可以搭配蘿蔔泥一起食用，或者改吃魚類。

PART 4

緩和【髖關節疼痛】的簡單動作

銀座醫院骨科醫生
齋藤吉由

YUKI 指壓院長
大谷內輝夫

湘南運動整體院院長
鶴田 昇

皮膚體操提倡者
宮田 トオル

身體快福協會北九州院長
林 一郎

櫻美林大學健康福祉學群特聘教授
阿久根英昭

花谷接骨院院長・柔道整復師
花谷貴之

（依文章順序）

改善髖關節疼痛，使雙腳活動力變好

「有益髖關節的抖腳晃腿體操」

※請參照P66～68的「抖腳晃腿體操」解說。

齋藤吉由

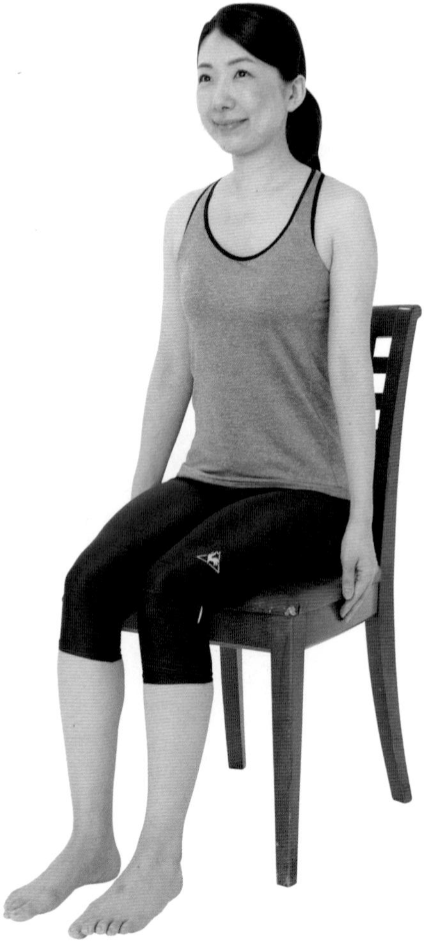

1

坐在高度能讓足底確實貼於地面的椅子上。椅子若太高，就淺坐在椅面前方，務必讓足底貼在地面上。

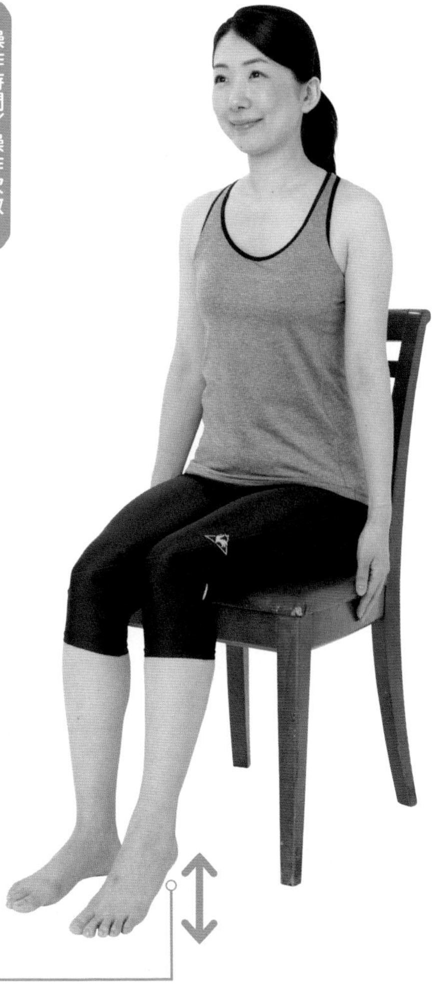

操作時間／操作次數

- 若要確實獲得效果，最理想的操作時間為1天1小時以上（頻繁操作，合計1小時以上也OK）

注意事項

- 疼痛時不要操作
- 一出現疼痛症狀，立即停止操作

基本上，針對髖關節不舒服的那隻腳進行晃動。但為了達到預防效果，盡量趁尚未有任何疼痛症狀時，針對兩側雙腳進行晃動操。

2

以「抖腳晃腿」的概念，在腳尖貼於地面的狀態下，小幅度地輕輕上下晃動足跟。

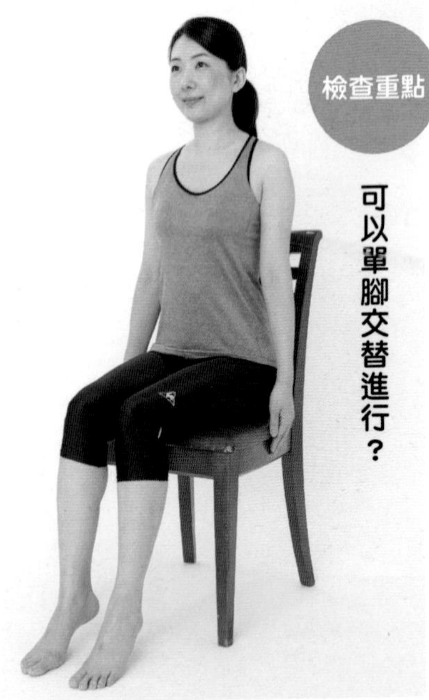
檢查重點
可以單腳交替進行？

左右腳交替進行當然可以，雙腳同時晃動也OK（左右側腳跟同時上下晃動，或者左右側腳跟交替上下晃動）。

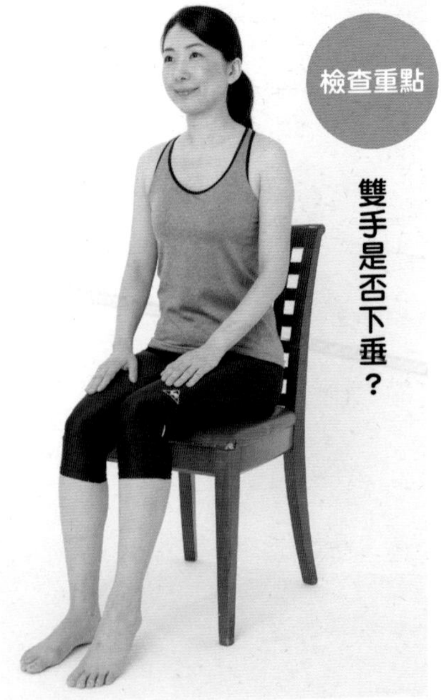
檢查重點
雙手是否下垂？

進行體操時，雙手下垂貼於椅面，或者置於自己的雙膝上。只要姿勢正確，雙手擺在桌上也沒有問題。

不良姿勢

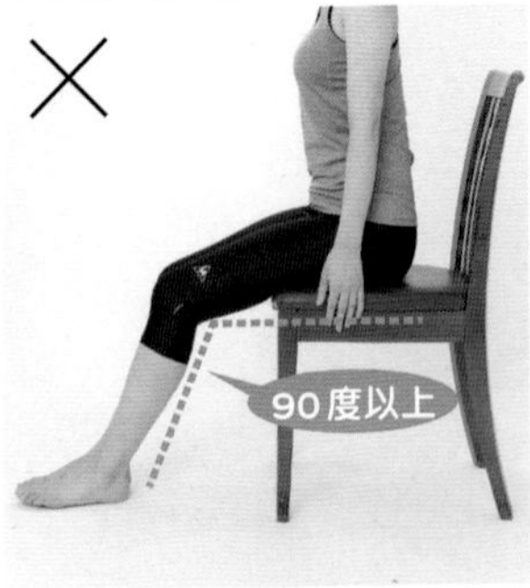
×
90度以上

足部向前伸展，膝蓋彎曲角度大於90度，這樣的做操方式難以獲得良好效果。

正確的足部位置

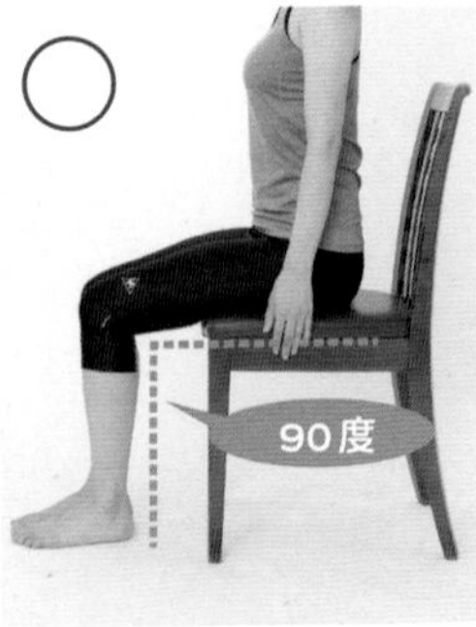
○
90度

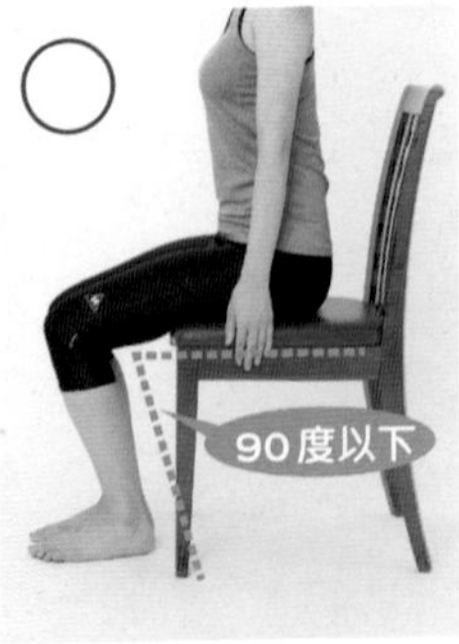
○
90度以下

膝蓋彎曲呈90度（左側照片），或者小於90度（右側照片），足部靠近椅子。

減輕膝蓋痛，健步如飛的
「健膝抖腳晃腿體操」

齋藤吉由

1 仰躺在地板或地鋪床墊上。

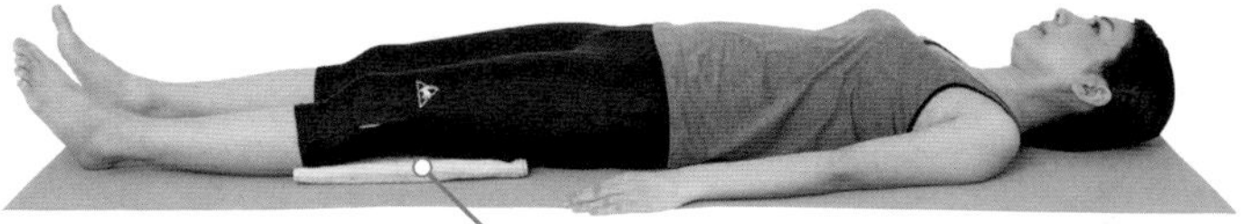

晃動側的腳下方擺一條毛巾或軟薄墊，這樣比較不會造成膝蓋疼痛。

對側腳也是同樣操作方式（基本上針對不舒服的膝蓋進行體操，但預防勝於治療，建議兩隻腳都做操）。

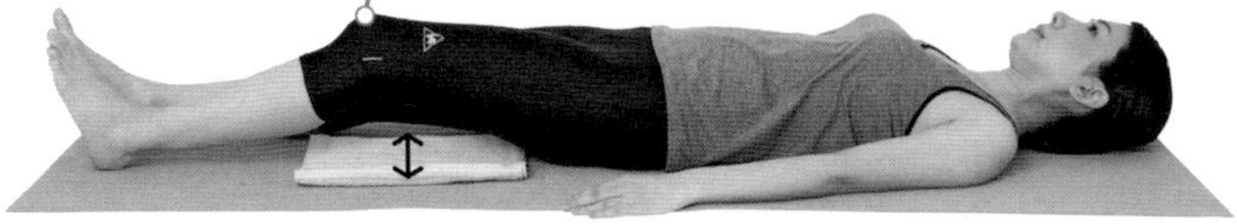

2 足跟貼於地面，以「抖腳晃腿」的概念小幅度上下晃動膝蓋。

操作時間／操作次數

- **若要確實獲得效果，最理想的操作時間為 1 天 1 小時以上**

注意事項

- **疼痛時不要操作**
- **一出現疼痛症狀，立即停止操作**

關節軟骨隨年齡增長而磨損，預防老化的「抖腳晃腿體操」具促進軟骨再生的效果！

臨床試驗許可，醫界骨科列為正式治療方式

接下來為大家介紹的內容，對初次聽聞的人而言，可說是一場哥白尼革命，是極具突破與革新的好消息。

坐在椅子上不停小幅度地抖動足部，這個動作稱為抖腳晃腿。在過去的世俗眼光中，這是非常沒有禮貌的行為。

相信在各位讀者之中，應該也有人小時候曾被大人斥責「沒禮貌，不要再抖腳了」。

然而現在，根據研究證明這個動作其實具有治療受損關節的效果，而且醫界骨科也將其列為正式治療方式之一。

我身為一名骨科醫師，我也積極推薦我的患者經常抖腳晃腿。

接下來我將正式為大家介紹「抖腳晃腿體操」（別名jiggling）。

具體而言，抖腳晃腿體操能夠緩和退化性關節炎的疼痛，並且促進因增齡而磨損的關節軟骨再生。臨床試驗已經證實抖腳晃腿體操具有促使髖關節軟骨再生的效果，世界首次公開發表的是2019年驟逝的井上明生醫師（柳川復健醫院名譽院長、九留米大學名譽教授）。

井上醫師擅長骨盆位移加蓋屋頂法的髖關節手術。

針對嚴重的退化性髖關節炎，可以進行人工髖關節置換術，但骨盆位移加蓋屋頂法則是一種活用患者自身骨骼的術式。

手術後為了促進恢復，通常會透過讓關節小幅度晃動的CPM醫療機器來輔助關節移動。

井上醫師從CPM機器中獲得靈感，進而開發出抖腳晃腿體操讓患者可以自行在家進行復健。在多數病例的效果驗證下，於2005年公開在學會上發表。

然而這篇發表在當時並未獲得期望中的反應，反而還受到強烈抨擊。

長年來大家的認知是「軟骨一旦磨損便無法再生」，教科書上也如此清楚記載。

抖腳晃腿的健康效果

**抖腳晃腿動作除了可以促進關節軟骨再生，
還兼具各種健康效果**

1 **抖腳晃腿的人死亡率較低**

（根據英國倫敦大學的研究，長時間久坐的生活會縮短壽命，但經常抖腳晃腿的人，死亡率明顯較低）。

2 **抖腳晃腿促進分泌肌肉激素，
有效預防慢性病**

（根據美國哈佛大學的研究，肌肉激素具有抑制肥胖、糖尿病、癌症的功效）。

3 **促進下半身血液循環，
有助預防四肢冰涼問題
或經濟艙症候群**

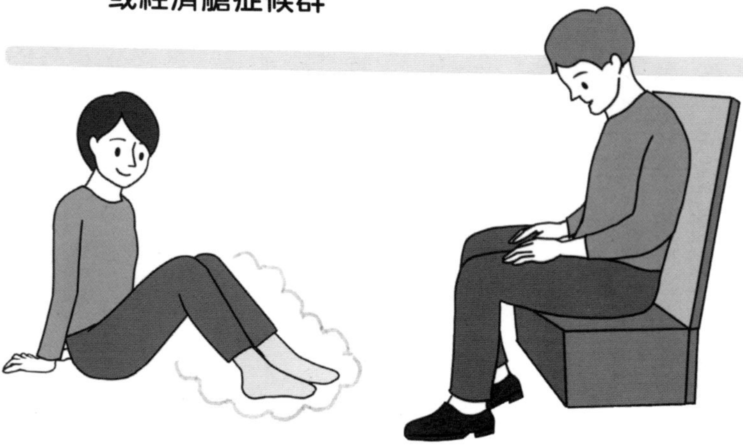

但接下來的15年，陸續有支持井上醫師論點的專科醫師在髖關節學會上發表成功病例，並且成立抖腳晃腿體操（jiggling）研究會，直到現在，有愈來愈多醫師開始採用這個體操作為治療方法。

2019年3月，抖腳晃腿體操終於取得許可進行臨床研究（以人體為對象進行研究）。

這也代表國家認同抖腳晃腿體操在醫學上的效果值得期待。

促進體內分泌 治療關節的物質

在日常生活中，有時間就斷斷續續進行抖腳晃腿體操，目標是合計1天1小時以上。能夠變成一種習慣的話更為理想。

有髖關節疼痛問題的人若能每天進行，大概3個月的時間便能有效緩解疼痛。而患有退化性髖關節炎的人，大概持續進行1年半至2年時間也能有效促使軟骨再生。

井上醫師是髖關節權威，而我專治膝關節，基於「這或許對膝蓋也有同樣效果」的想法，我開始蒐集資料與數據。

我花了一些時間蒐集到一定程度的病例，並於2015年發表抖腳晃腿體操對治療膝關節症也有同樣效果的文章。

根據研究，這項體操之所以能夠消除疼痛，主要因為小幅度的輕運動有助體內分泌某些物質。

其中IL-6、PGC-1α和肌肉分泌的「肌肉激素」有密切關係，具有鎮靜發炎的效果。另一方面，有規律的刺激也會增加腦中幸福荷爾蒙——神經傳導物質血清素的分泌。腦內的血清素物質增加，緩和疼痛的神經活化，這些都與抖腳晃腿體操帶來的效果息息相關。

而關於促進軟骨再生的機制，根據大阪大學金本隆司博士等人使用人體細胞所進行的特殊實驗，已經確認抖腳晃腿體操有助增加軟骨修復／再生所需的SOX9、BMP2等物質。

在這項實驗中我們發現一件很有趣的事，如果施加過於強烈的負荷，反而導致這些軟骨再生所需物質減少。

這完全符合了抖腳晃腿體操這種輕運動有助促進軟骨再生，而劇烈運動容易損傷關節的說法。

當基礎研究終於趕上井上醫師在臨床上闡明的事實時，我內心真的感慨萬千。

懇請大家務必重新審視抖腳晃腿這個動作，透過這個小動作來預防老化。

（齋藤吉由）

避免體重增加／衝擊／扭轉的「三惡」，有效預防走路、站起身等動作造成的髖關節疼痛

抱著沉重負擔，完成日常動作的髖關節

基本上髖關節疼痛是覆蓋股骨頭的軟骨磨損減少而引起，但也可能是走路或做家事等日常動作造成韌帶或關節囊受損，因【扭到了的日常動作】而引起。

髖關節具有「多方向轉動」的特性。擁有如此寬廣可動範圍的關節只有髖關節和肩關節，但這兩種關節有個決定性差異，即是連結上半身與下半身的髖關節必須承受全身重量。全身關節之中，總是承載沉重負荷且必須應付各種複雜日常動作的髖關節和膝關節，他們最大的敵人是，

❶負荷（體重增加對關節造成慢性負荷）
❷衝擊（提重物等急遽的負擔）
❸扭轉（造成關節負擔的動作）

這3個「三惡」。

應該有不少人都在不知不覺間一直對髖關節施加沉重負擔。下一頁將為大家介紹如何掌握髖關節狀態的3種檢測方式。只要符合其中一種，即便現在沒有任何問題，不久的將來也可能出現髖關節疼痛或不適症狀，請務必格外留意。

連結骨骼與骨骼的韌帶、關節囊也是疼痛來源

我長年專攻膝蓋／髖關節問題，根據為眾多患者看診的經驗，我認為連結骨骼與骨骼的「韌帶」、「關節囊」也與疼痛發生有密不可分的關係。畢竟若說髖關節疼痛的發生全因老化造成軟骨減少所致，那實在無法解釋為什麼有很多老人即便上了年紀也沒有任何相關疼痛症狀的情況。

截至目前為止，強化髖關節周邊的肌肉有助減輕髖關節疼痛，但這同時也讓我們因此疏忽韌帶和關節囊的職責所在。

在治療患者的過程中，我發現放鬆並使韌帶和關節囊變軟也是緩和疼痛的關鍵所在。

韌帶是連結骨骼和骨骼的成束彈性

纖維（膠原蛋白），具有輔助關節運動和反過來限制關節運動的功用。

妥善控制肌肉運動也是一大重要工程。雖然比不上肌肉，但韌帶也具有伸縮性，肌肉僵硬時，韌帶跟著變硬，進而導致功能變差（也有可能是反過來的狀況）。治療髖關節疼痛的過程中，我發現除了緩解肌肉緊繃外，放鬆韌帶不僅有助於加速改善，也會進一步帶給關節囊正面影響。

關節囊是包覆關節的袋狀組織。袋中充滿滑液，而這些滑液正是促使關節順暢轉動的「潤滑油」，同時也是供給軟骨營養的來源。

關節疼痛的原因之一是骨骼與骨骼之間的空間（關節腔）內壓上升，亦即膨脹的神經受到刺激而引發疼痛。因此，只要包覆關節腔的關節囊放鬆，內部壓力下降，疼痛自然會減輕。

放鬆韌帶還可以增加髖關節的可動範圍。只要日常生活中均衡使用肌肉，不需要特別進行什麼運動也能有效提升肌力。

從下一頁開始，將為大家解說如何從【扭到了的日常動作】中保護髖關節，並且減輕韌帶和關節囊負擔的方法。這些都是一些簡單的小訣竅，還請大家務必加以實踐。

（大谷內輝夫）

10秒掌握 髖關節狀態的 3項檢測

check1

無法輕鬆剪腳趾甲

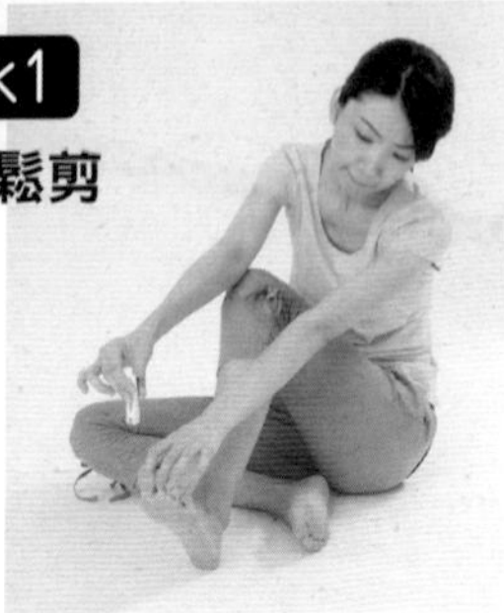

和「無法輕鬆穿襪子」的道理一樣。前屈時腰痛，可能是因為長期用腰部代償髖關節動作所引起。

check2

奇怪部位上長繭

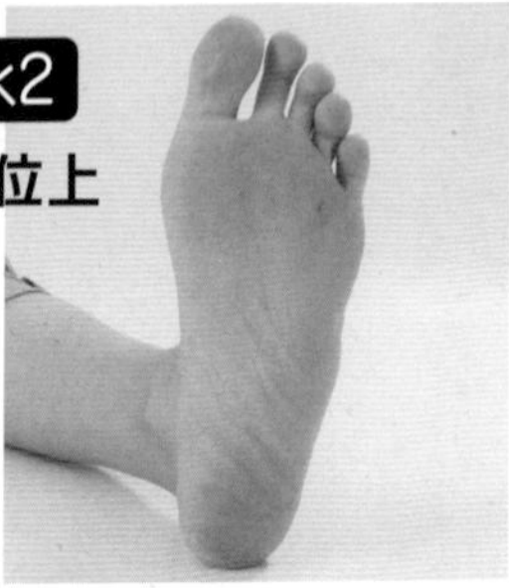

髖關節狀態不佳，足踝向內側凹陷，導致第3趾和第4趾之間容易長繭。

check3

臀部左右側不一樣

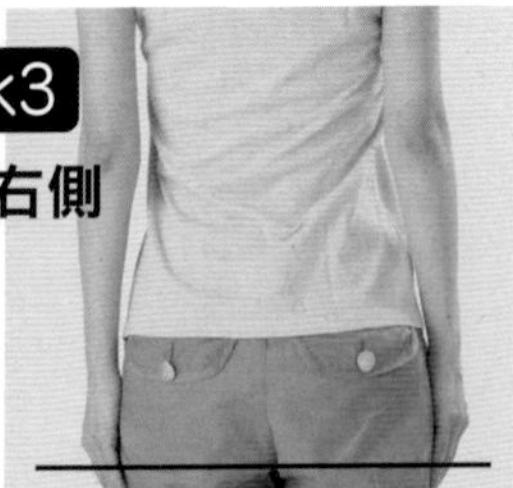

臀部突起部位的下方有條名為「臀皺褶」的線，髖關節異常側的臀皺褶會向下位移，導致左右兩側高度不一致。

發生髖關節疼痛之前！務必澈底進行【扭到了的日常動作】總檢查

髖關節疼痛並非一朝一夕形成，多半因為髖關節長期承受負荷而引起，請務必盡量避免【扭到了的日常動作】。

如P69所述，避免體重增加、提重物造成的衝擊、扭轉等不合理的姿勢，是預防髖關節疼痛發生的大前提。

如果已經出現疼痛症狀，也可以藉由重新審視日常動作以減輕疼痛程度。萬一疼痛加劇，請絕對不要勉強，好好休息並加以觀察。

大家要不要在自己能力所及的範圍內，先嘗試3天看看呢？

（大谷內輝夫）

早上起床站起身時？

早上睡過頭匆忙起身是非常不OK的

一大早突然站起身，或者扭轉身體直接從被窩裡起身都是不良姿勢。最好先坐在床緣邊，然後慢慢站起身。睡在有床架的床比直接打地鋪來得好。

坐在馬桶便座上時？

便座也算是椅子，應該注意高度

我們一天如廁好幾次，所以上廁所的姿勢也非常重要。建議使用坐式馬桶而不是蹲式馬桶。另外，留意一下馬桶便座的高度，盡量選擇方便坐下／起身的高度。置於馬桶下方的腳踏墊也要慎選防滑材質。

進入浴缸泡澡時？

居家輕鬆進行的泡澡復健

向大家推薦「泡澡復健」。浴缸裡放滿高度及膝，大約10～20cm高的熱水，緊抓住扶手以穩定身體並將雙膝伸直，然後進行用足踝撥水、向兩邊開腿等動作。

坐下＆站起來的方式？

加上扭轉動作的坐下／站起來方式都是大NG！尤其從椅子上站起來的時候更容易造成髖關節負擔，需要格外留意。

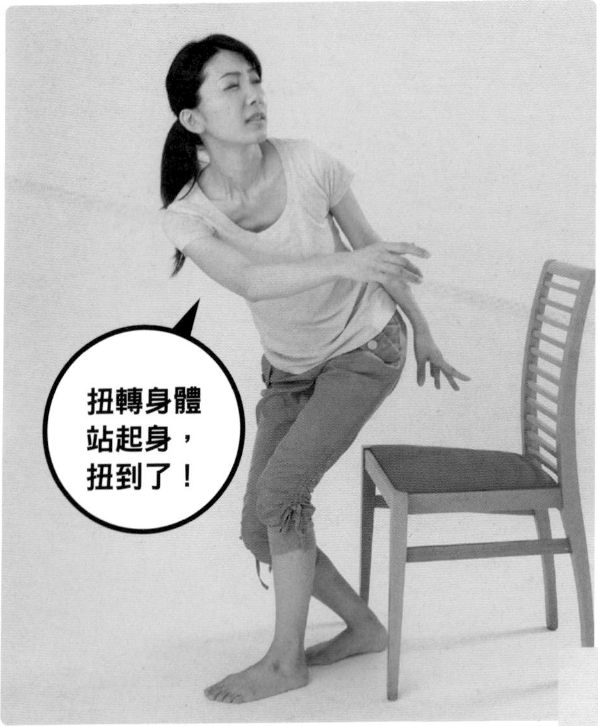

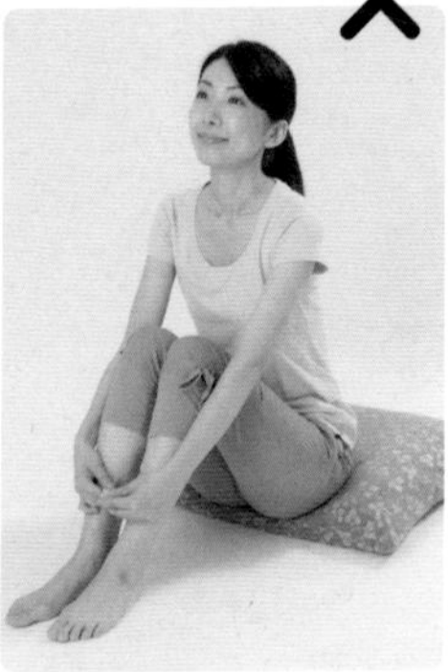

屈膝坐姿

坐在地上時，膝蓋高於髖關節是不正確的姿勢。

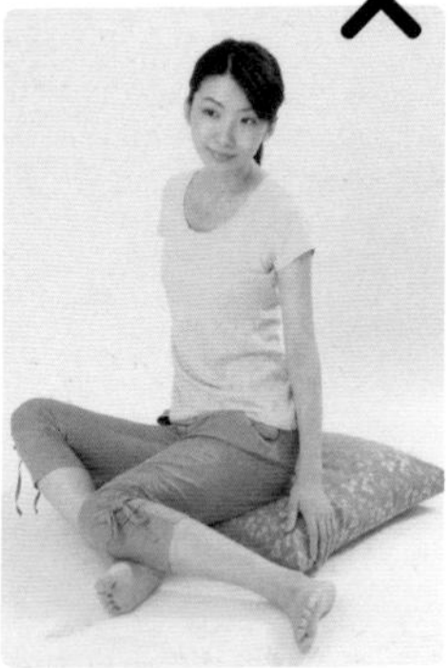

側身坐姿

無論坐或站，不自然的扭轉和蹲踞都是不良姿勢。

GOOD

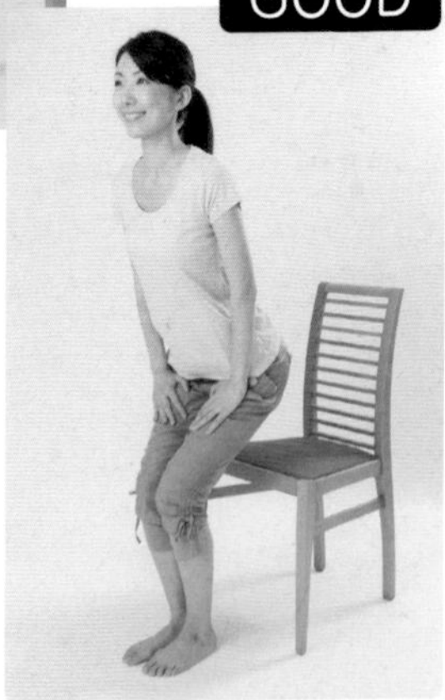

盡量避免坐在過於柔軟的沙發上，選擇椅面較硬、較高的椅子。最理想的姿勢是筆直向上站起身。

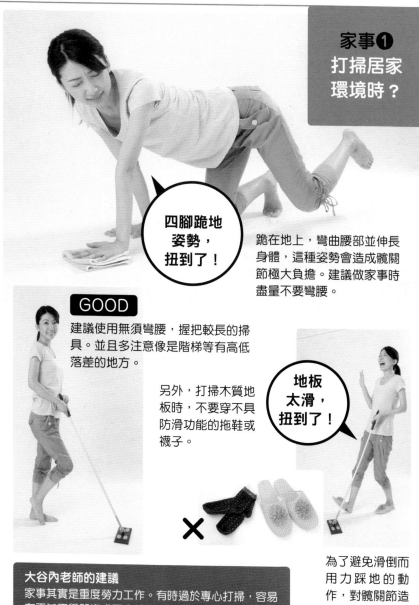

家事❶ 打掃居家環境時？

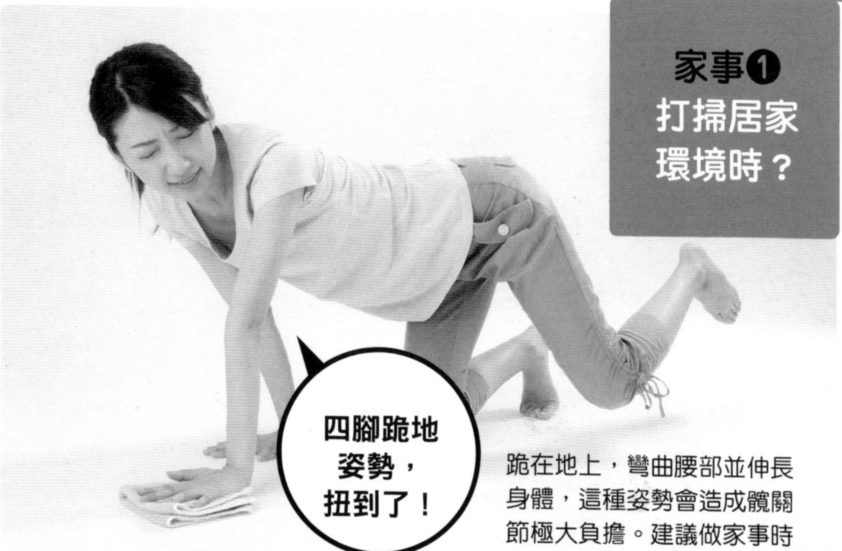

跪在地上，彎曲腰部並伸長身體，這種姿勢會造成髖關節極大負擔。建議做家事時盡量不要彎腰。

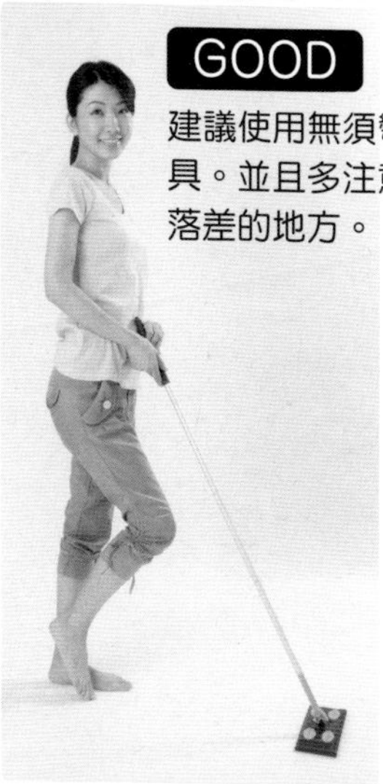

GOOD

建議使用無須彎腰，握把較長的掃具。並且多注意像是階梯等有高低落差的地方。

另外，打掃木質地板時，不要穿不具防滑功能的拖鞋或襪子。

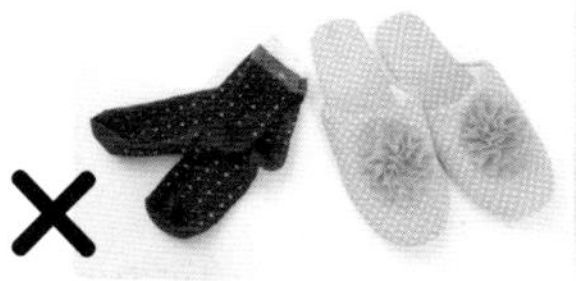

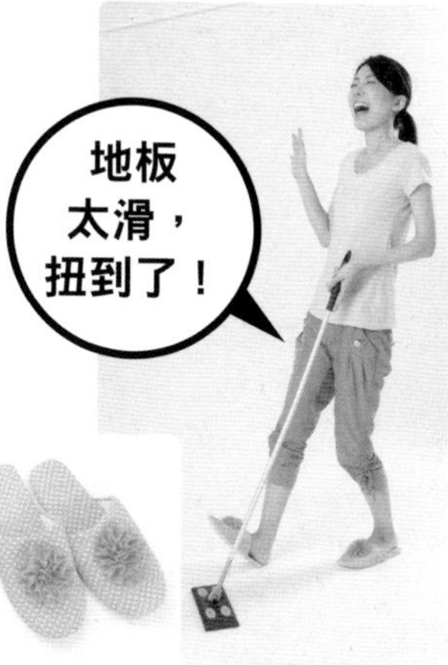

為了避免滑倒而用力踩地的動作，對髖關節造成極大衝擊！

大谷內老師的建議

家事其實是重度勞力工作。有時過於專心打掃，容易在不知不覺間變成不自然的姿勢或動作。除了擦拭工作外，建議使用能調整握把長度的吸塵器或除塵拖把，多花點心思減輕身體負擔。

家事❷ 在廚房工作時？

料理三餐過程中是否以不自然的姿勢將鍋碗瓢盆擺放在旁邊？一時的大意可能會造成疼痛。

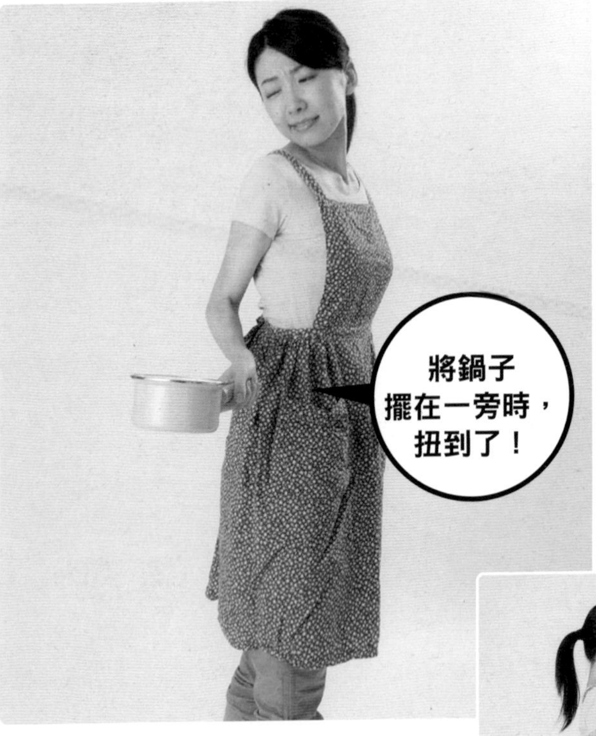

料理三餐時感覺髖關節疼痛的話，將感到不舒服的那隻腳墊高5～10公分，有助減輕疼痛症狀。

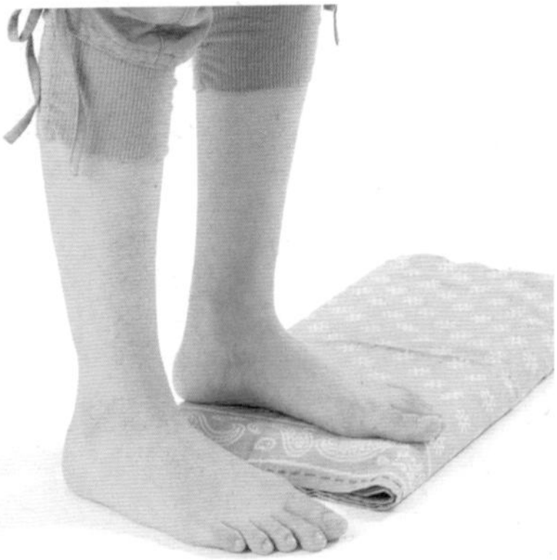

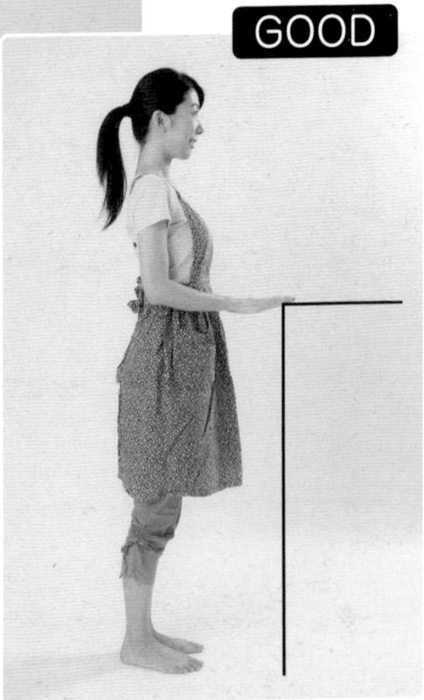

料理三餐時，務必正面朝向工作台。端菜上桌時則使用附有輪子的推車，既省時又安全。

家事❸ 採買日常用品時？

提重物走路會帶給髖關節很大的影響。除了髖關節，也可能誘發腰痛或膝痛。

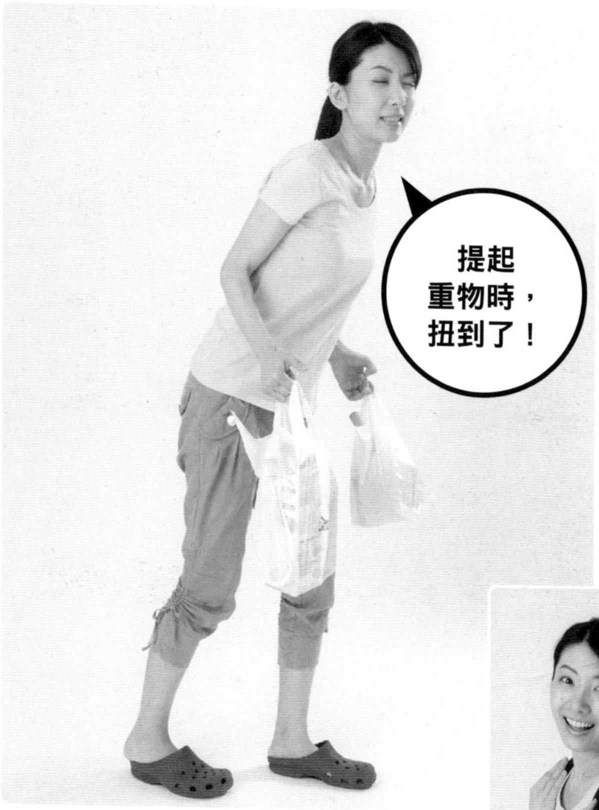

騎腳踏車的注意事項。調整坐墊高度，隨時保持雙腳踩踏腳踏板時，膝蓋高度能低於髖關節。

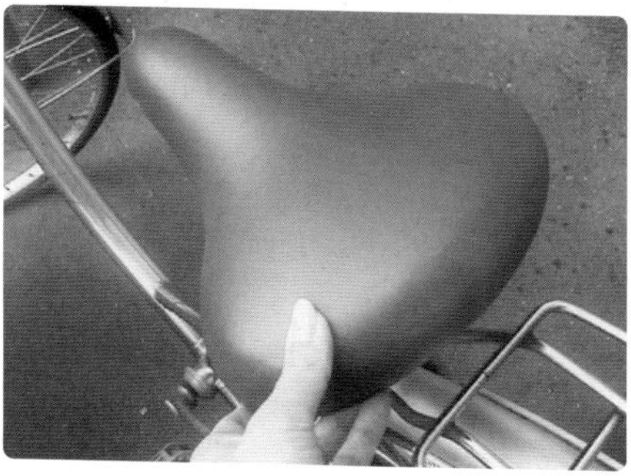

GOOD

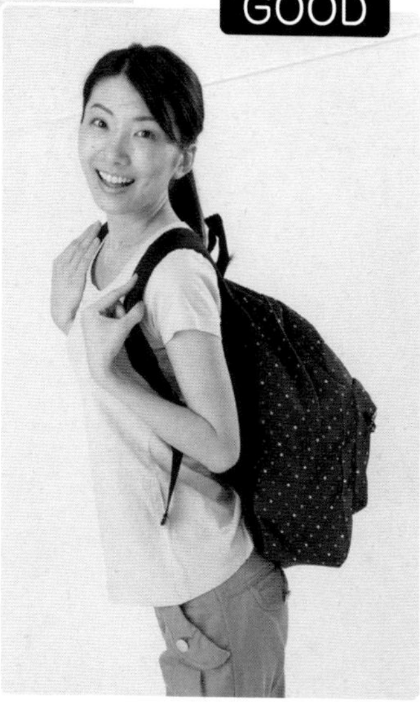

比起雙手都提著袋子，將所有東西背在身後更有助於維持身體平衡，走起路來也會比較輕鬆。

何謂不造成身體負擔的散步？

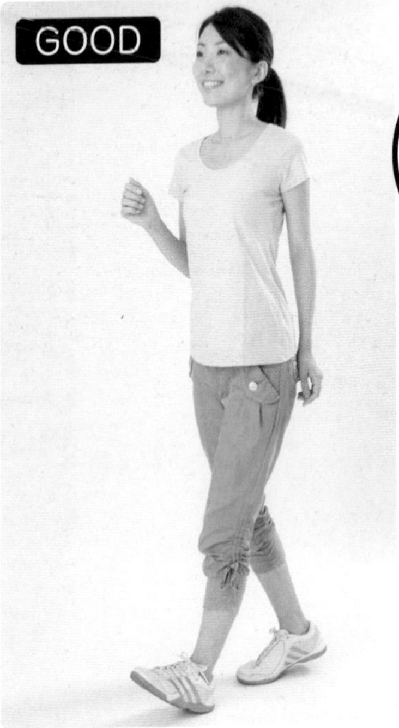
GOOD

髖關節疼痛時絕對不要勉強運動。等待疼痛緩解後，配合雙腳肌力設定步長和距離，並且趁天色明亮時於平坦且容易行走的路段快步走。

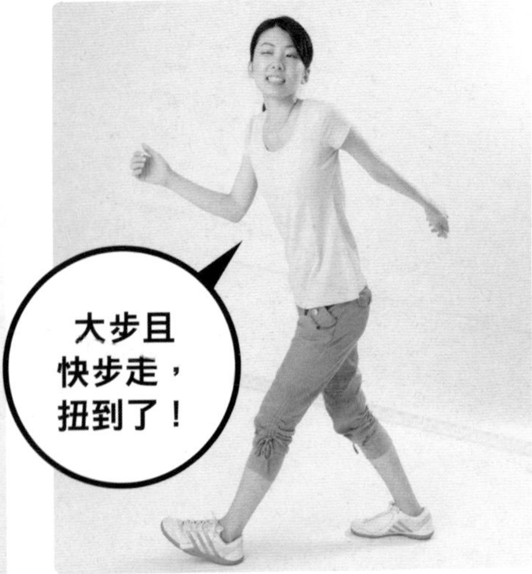
大步且快步走，扭到了！

以提升肌力為目的的「快步走」和「大步走」也要適可而止！盡量避免凹凸不平且路面濕滑的地方。

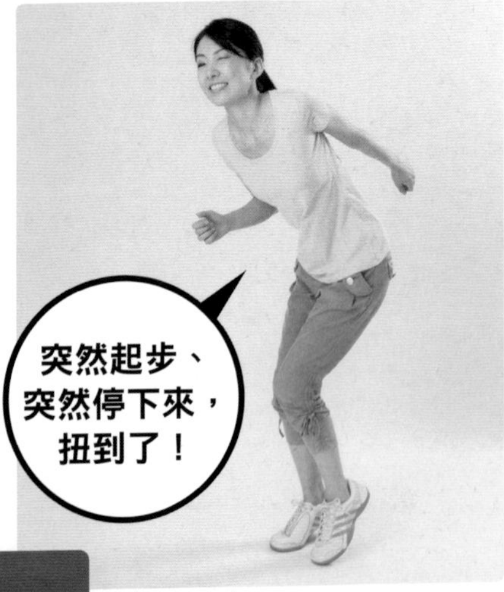
突然起步、突然停下來，扭到了！

務必留意衝刺後突然停下來，一次跨越二層階梯等容易發生跌倒或滑倒的危險！

大谷內老師的建議

挑選一雙能安全行走的鞋子也非常重要。除了不易打滑且容易穿脫外，由於來自地面的衝擊力會直接回傳至鞋子，建議挑選鞋底至少3公分左右且具有充分緩衝功用的鞋子。

面對散步途中、做家事當下「突如其來的疼痛」，用【8字搖晃】體操有效快速解決

就算隨時留意【扭到了的日常動作】，還是容易因為一些「不小心的動作」造成髖關節疼痛。除此之外，髖關節有問題的人，在早上起床、久坐後站起身時，也都容易出現髖關節周圍僵硬、疼痛等症狀。

為了有效解決「突如其來的疼痛」，我思考出一種既能放鬆韌帶且提高功能的【8字搖晃】體操（操作方式請參考下一頁）。透過放鬆掌控肌肉動作的韌帶，幫助僵硬的髖關節周圍肌肉變柔軟，增加髖關節可動範圍以減輕疼痛。由於韌帶位於身體深處，再加上面積小，難以透過平常的運動給予刺激，但我持續摸索能夠「有效率地只活動韌帶部位的運動方法」，最終找到了【8字搖晃】體操。

這個靈感來自於「木工」。拔鐵釘時就算用盡全力，鐵釘可能還是一動也不動，但抓住鐵釘頭並以8字形狀晃動，便能輕鬆不費力地拔起鐵釘。

請大家試著用手指畫8，然後將「8」字橫倒，變成「∞（無限大）」，從2個圓形相互交集的動作中可以發現，力量往上下左右每一個方向移動，基於這個緣故，「∞」也代表無窮、無限。常看木工以8字晃動方式拔鐵釘，為的是鬆動鐵釘周圍的結構。於是我靈機一動，若將鐵釘想成是骨骼，將木板想成是韌帶、關節囊，就可以活用這個8字晃動方式來放鬆韌帶。

我從十幾年前開始指導髖關節疼痛患者操作【8字搖晃】體操，起初我也對於這個方法的功效感到十分震驚，因為患者在操作完之後，雙腳竟然能輕鬆開合，而這也證明他們的髖關節可動範圍變大了。或許效果是暫時性的，但只要持之以恆進行【8字搖晃】體操，相信效果必能持久延續。實際上也有不少人反應「可動範圍變大的同時，肌肉也變強壯，疼痛症狀獲得緩解」，這樣的結果真的超乎我的預期。無須特定場所，無須任何輔具，無論短暫外出或旅遊，【8字搖晃】體操都能立即處理突如其來的疼痛症狀。

（大谷內輝夫）

透過搖晃刺激放鬆韌帶，改善髖關節動作！

【8字搖晃】體操操作方式

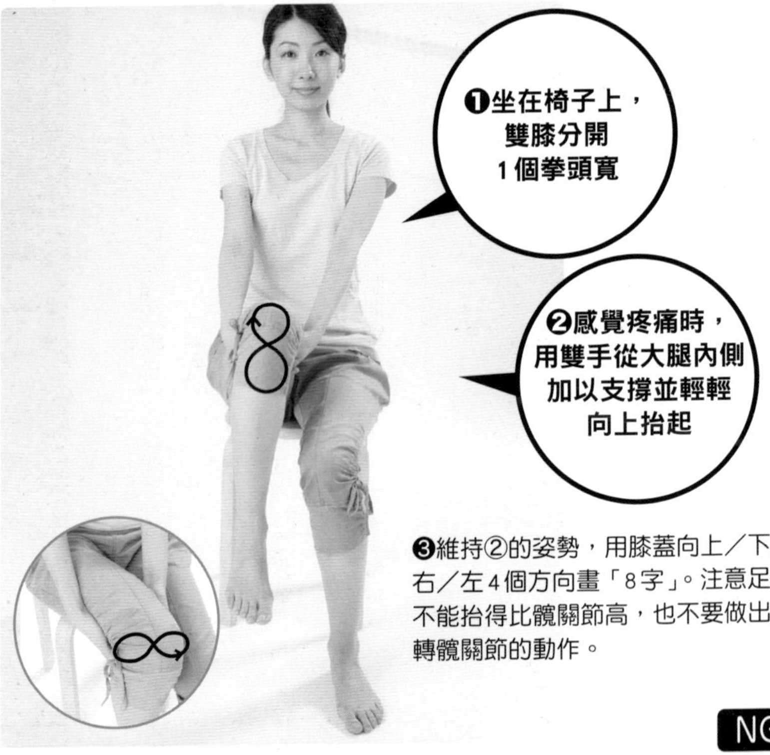
❶坐在椅子上，雙膝分開1個拳頭寬
❷感覺疼痛時，用雙手從大腿內側加以支撐並輕輕向上抬起

❸維持②的姿勢，用膝蓋向上／下／右／左4個方向畫「8字」。注意足部不能抬得比髖關節高，也不要做出扭轉髖關節的動作。

NG

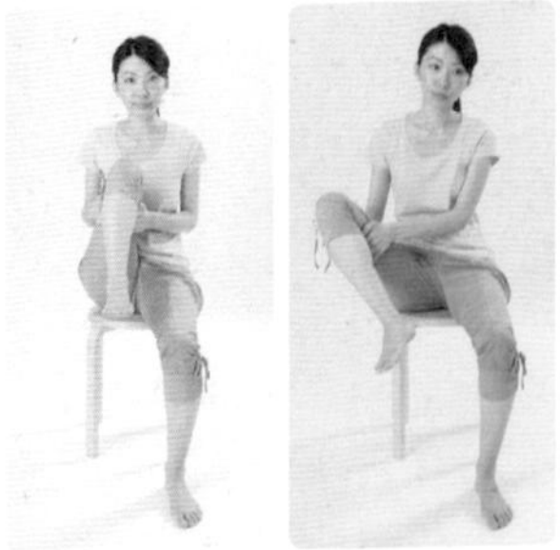

大谷內老師的建議

動作再小也能刺激韌帶，盡可能小幅度畫「8字」就好。【8字搖晃】體操對膝蓋和髖關節的負擔較小，但一出現疼痛症狀時，請立即停止。若不清楚該怎麼畫8字，可以試著畫英文字母的「Z」。

透過【手療法】治癒髂腰肌疲勞，肯定也能治好髖關節疼痛和發麻症狀

不少患者因此免受髖關節手術之苦

曾經有不少深受髖關節疼痛所苦的患者前來看診，幾乎每一位都認為自己是因為髖關節（骨盆與股骨的連接部位）出問題，才會產生疼痛症狀。

但我認為造成髖關節疼痛的真正原因在於身體深處的「髂腰肌」（深層肌肉）。髂腰肌的疲勞與僵硬進一步引起髖關節疼痛或腰痛。

我將這樣的狀態稱為「髂腰肌症候群」，但只要透過【手療法】加以改善，應該會有相當不錯的成效。

幾乎所有患者皆能透過【手療法】調整髂腰肌。單一次治療無法完全消除疼痛的情況下，原則上3～4次的治療後即可緩解。甚至有不少人恢復到日常生活完全不受影響的正常狀態，還進一步取消了原訂的髖關節手術。

髂腰肌穿過骨盆內側，這是一塊我們平時不會特別留意的肌肉，但舉凡站、走、跑、坐、端正姿勢等動作都少不了這塊重要肌肉。正因為每天無時無刻使用，疲勞也是難免的事。

然而一旦過度累積疲勞，如同肩頸僵硬的道理，髂腰肌也會因為長時間

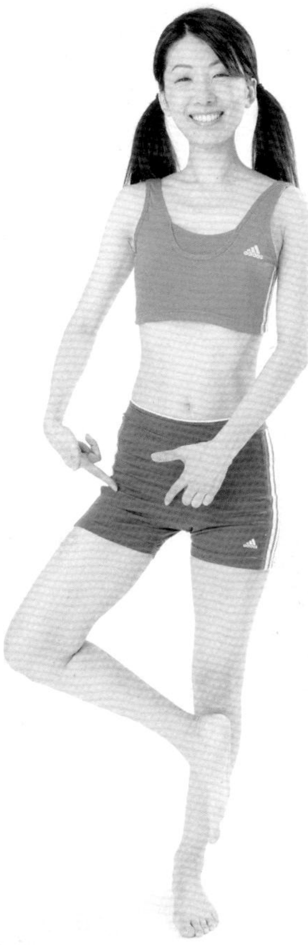

收縮而僵硬。當血液循環變差，疲勞物質一再堆積，便容易誘發髖關節部位疼痛。

骼腰肌內側有支配腰以下部位的神經通過，骼腰肌僵硬並刺激神經時容易誘發髖關節、膝蓋、腰部疼痛或下半身發麻。

誘發這些身體疼痛症狀的肌肉除了骼腰肌，可能也與股二頭肌、閉孔肌的疲勞有關。但無論哪一種情況，首要之務是透過【手療法】確實放鬆骼腰肌。

通常必須由治療師進行【手療法】，但也可以請家人或自己嘗試看看。操作方式請參照P82。

提高自然治癒能力，排出疼痛物質

肚子痛的時候，大家常會以手掌部位摩擦並溫暖肚子吧。將手置於疼痛部位是民俗療法最基本的手法。

這個手法同樣適用於【手療法】。從骨盆內側經肋骨下方至側腹部，將手掌置於骼腰肌的行經路徑上輕輕按壓。

無須特別用力，也不需要以手指使勁揉壓。

最重要的是操作時想像用溫熱的手掌傳送能量，提升人體原本具備的自然治癒能力。

骼腰肌疲勞程度加劇時，透過手掌便能感覺到肌肉緊繃，然而隨著血液循環變順暢，疲勞物質慢慢被排出體外，有時也會引起疼痛症狀，請不用擔心，這正是【手療法】順利發揮功效的證明。

骼腰肌和周圍的血液循環變順暢時，全身緊繃的肌肉因獲得舒緩而逐漸溫暖起來，雖然起初會有種久泡於熱水中的疲累感，但隨著反覆按壓，髖關節和腰部附近的疼痛將逐漸緩和。

進行完【手療法】之後，確實補充水分與睡眠，這樣才能加速骼腰肌從疲勞中恢復原本狀態。

另一方面，為了預防髖關節周圍的疼痛和改善急性疲勞造成的疼痛，針對髖關節周圍的肌肉進行伸展運動也非常重要。

誠心希望【手療法】和髖關節伸展運動（操作方式請參照P84）能夠幫助更多人從疼痛中澈底解放。

（鶴田 昇）

髖關節疼痛的來源
髂腰肌＝髂肌＋腰大肌

【髂肌】是連結骨盆內側和股骨的肌肉。【腰大肌】則是一塊連結脊椎和股骨，又長又大的肌肉。這兩塊肌肉合稱為【髂腰肌】。

【髂腰肌】是走路、維持筆直姿勢時的重要肌肉。【髂肌】是上坡、上階梯時的重要肌肉。而【腰大肌】則是跑、跳、上坡時將雙腳向前踢出去的重要肌肉。

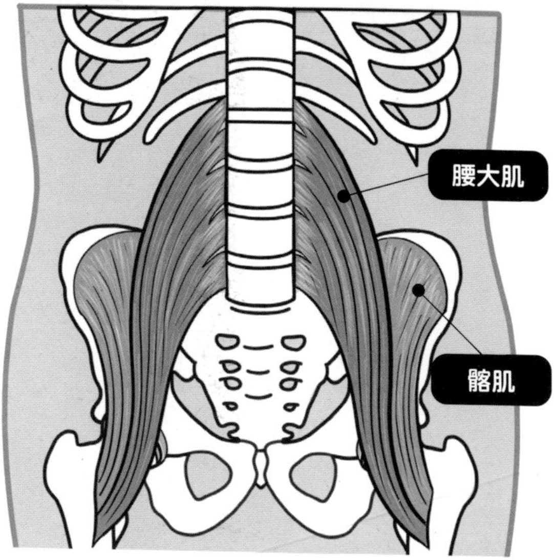

閉孔肌和股二頭肌
也與疼痛息息相關

由閉孔外肌和閉孔內肌構成的**【閉孔肌】**是連結骨盆和股骨的肌肉。位於骨盆深層，作用於髖關節動作。

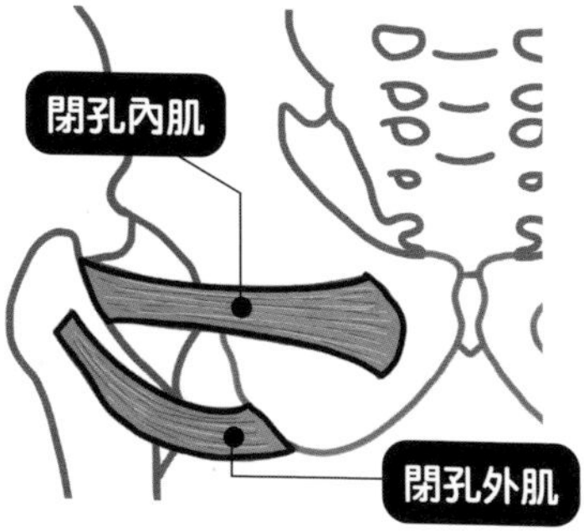

【股二頭肌】是連結骨盆、大腿至膝蓋的長條狀肌肉。主要作用於髖關節和膝關節的彎曲／伸展。

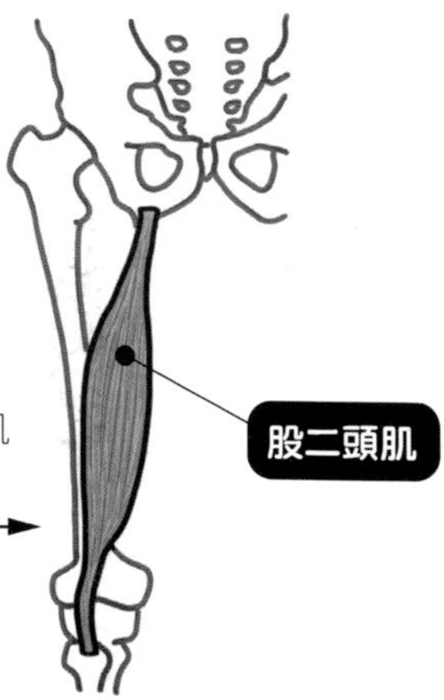

造成髖關節疼痛的驚人原因！
消除「髂腰肌疲勞」的
【手療法】操作方法

鶴田　昇

髖關節疼痛的原因之一是位於身體深處的髂腰肌疲勞與僵硬。透過有效澈底改善疼痛的【手療法】，從此脫離疼痛的折磨。只需將雙手置於腹部兩側，並沿著髂腰肌輕輕按壓就可以了，操作方法非常簡單。也可以請家人或朋友幫忙。

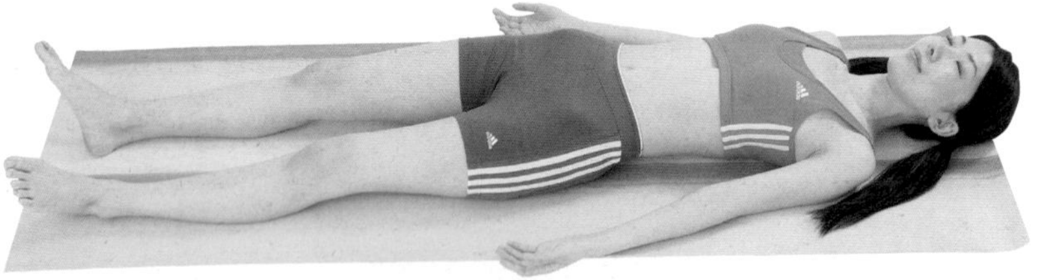

●基本姿勢

放輕鬆躺在地鋪或榻榻米上。

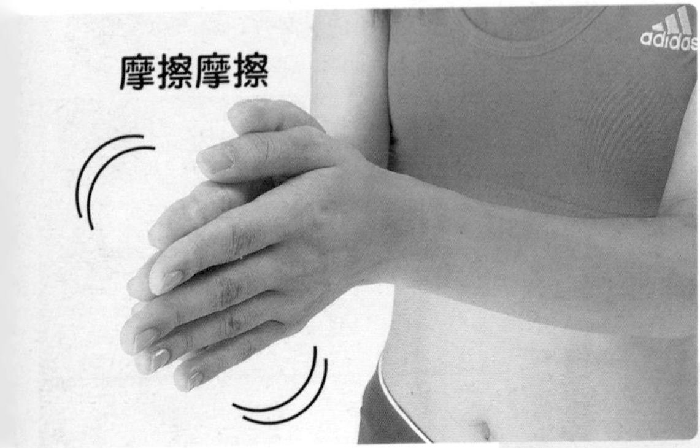

1 溫熱雙手，感覺能量湧現

用力摩擦雙手生熱。張開雙手時，感受熱呼呼的溫暖能量湧現。

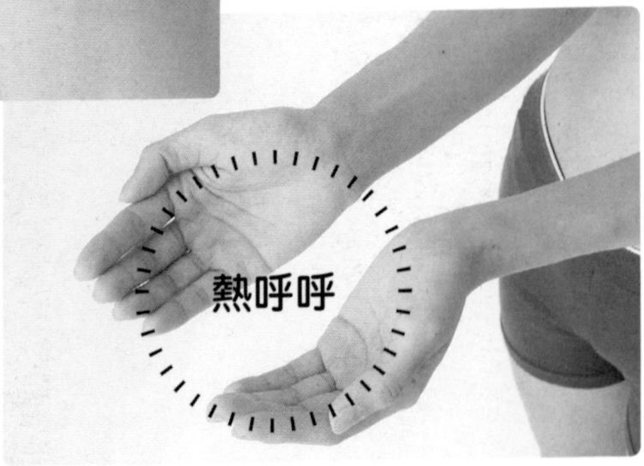

將雙手輕輕置於
這個區域

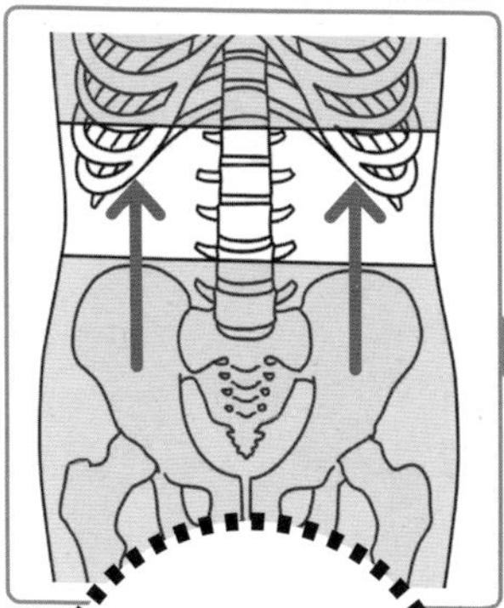

雙手置於
左右兩側區域
各10分鐘以上

2 用雙手慢慢按壓髖關節至胸下部位

雙手交疊擺在腰間骨盆突出部位的內側。用交疊的手指指腹輕輕按壓骨盆內側至肋骨下方。每隔數公分按壓一次，輕輕向上延伸。

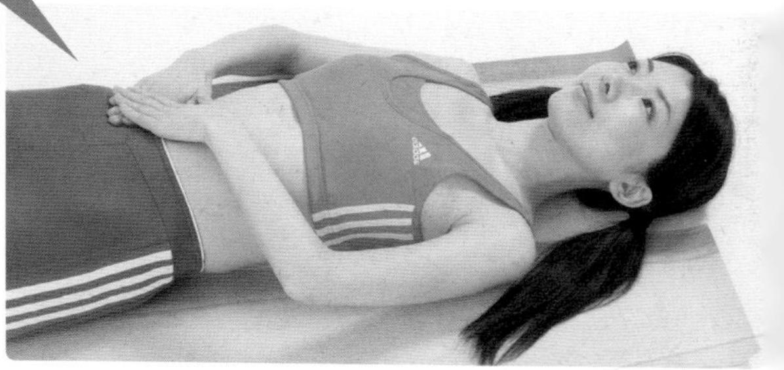

手療法的重點

■心裡想著一定要治好，一定要消除疼痛，想像痊癒後的自己。

■按壓時心裡想著透過手掌將充滿活力的能量傳送至身體深處。

■不需要像指壓或按摩般使勁用力壓，以感覺「舒服」的力道就好。其實只要將手掌置於身體上就具有充分效果。

可以請家人幫忙操作【手療法】

●可以請家人或朋友幫忙操作【手療法】。接受治療的人透過對方手掌獲得充滿活力的能量。而施以治療的人則透過手掌傳送充滿活力的能量。

●雙手擺放位置和單獨一人操作時一樣。雙手手掌輕輕壓住腹部兩側。絕對不要使勁用力按壓，務必謹慎操作，勿讓接受治療的人感到疼痛。

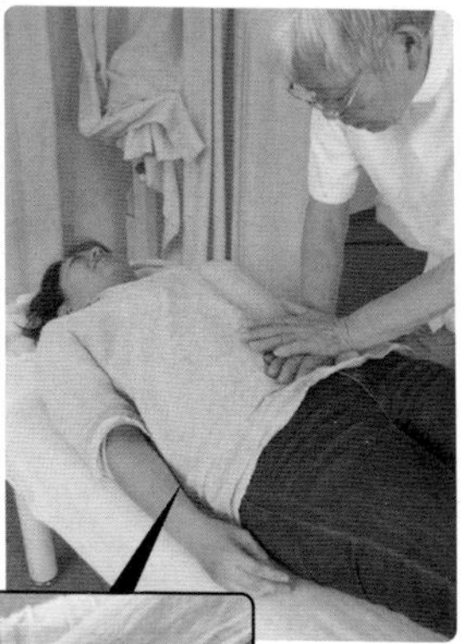

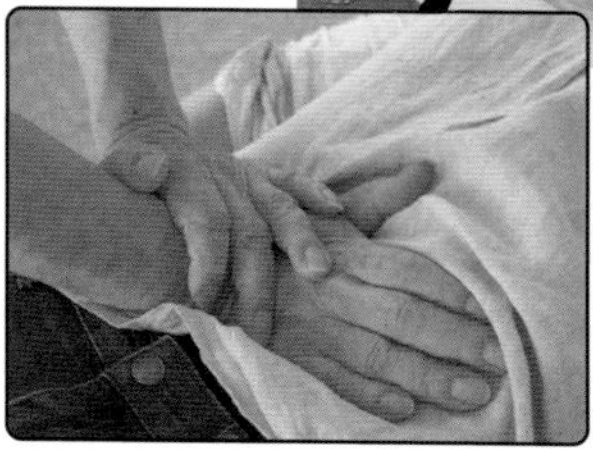

預防造成髖關節疼痛的
髂腰肌疲勞和僵硬
髖關節伸展運動

鶴田　昇

髂腰肌由腰大肌和髂肌2塊大肌肉構成。養成平時伸展這2塊肌肉的運動習慣，有助預防髖關節痛和腰痛。建議每天晚上就寢前在床上進行。

髖關節和腰大肌的伸展運動

1　俯趴在床上，雙腳稍微張開。雙肘支撐上半身。

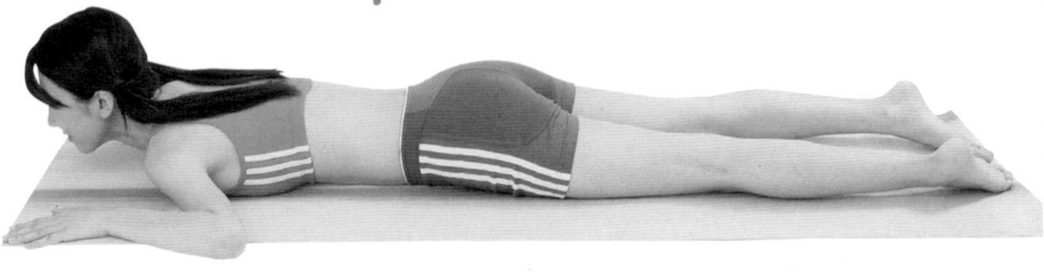

2　將左膝抬舉至身體側邊。千萬不要勉強，慢慢抬到能力所及的高度就好。注意腰部不要浮在半空中，身體不要傾斜。

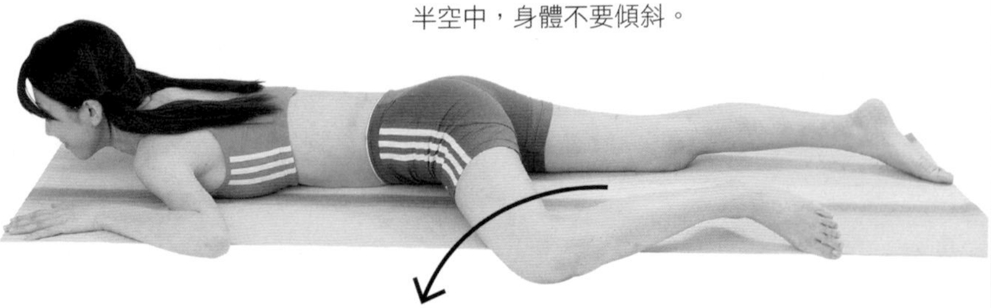

3 用雙手支撐上半身，慢慢向上抬起。視線朝向斜上方，注意上半身不要向左右傾斜。

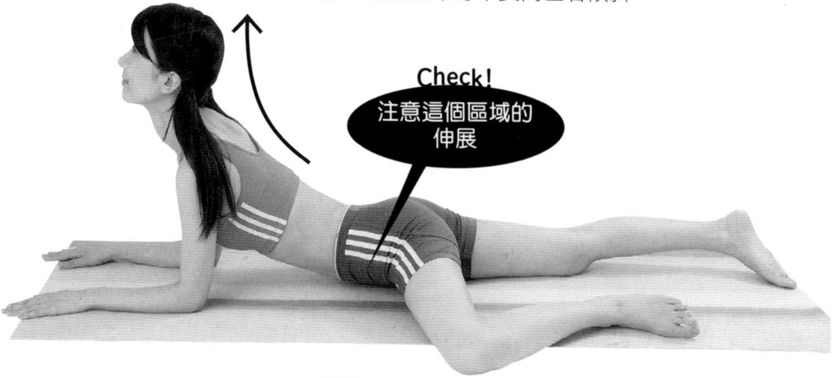

維持這個姿勢10秒鐘。左右兩腳各進行3～5次

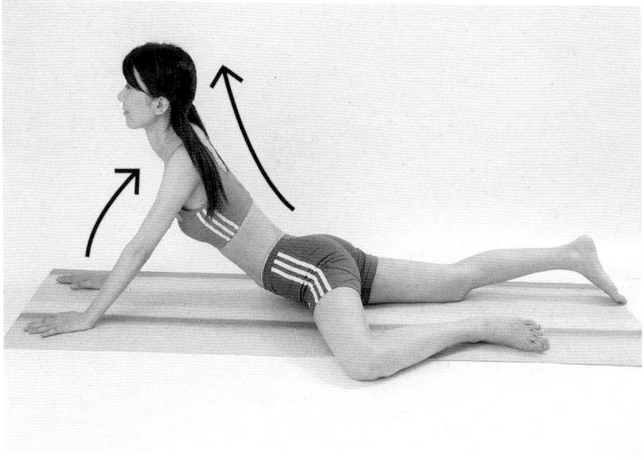

在不會疼痛的情況下，稍微加大伸展幅度

如果不會覺得腰部疼痛，可以試著伸直手臂，小心撐起上半身。保持上半身筆直，但注意勿讓腰部呈反折狀態。

髖關節和髂腰肌的伸展運動

1 仰躺在地，左手臂向側邊伸展。立起右膝並跨越左膝。

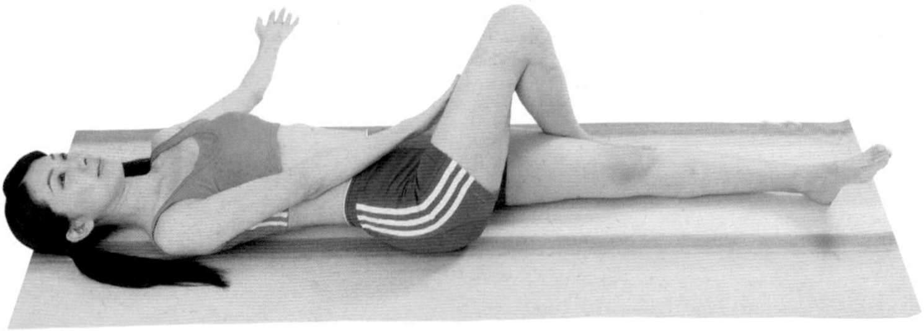

2 慢慢張開右側髖關節，並且用右手按住右膝。同時將臉部朝向左側。

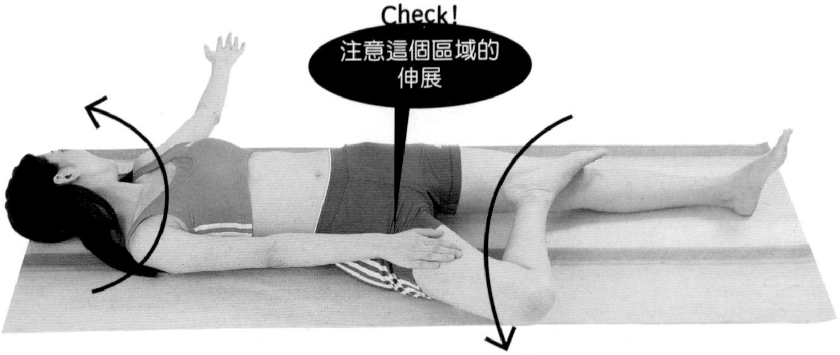

維持這個姿勢20秒鐘。左右兩腳各進行3～5次

矯正皮膚失衡的「皮膚體操」，消除惱人的髖關節痛、腰痛、膝痛

皮膚動作也與肌肉、關節活動息息相關

小嬰兒尚未有任何身體的不良使用習慣，因此他們的皮膚非常柔軟且活動自如，肌肉和關節的柔軟度也相當好。然而一旦學會走路，長大成人後，開始陸續出現動作方面的大小習慣，這些動作習慣便會造成關節和肌肉的負擔，進而導致皮膚變硬，動作變差。

我身為醫療教練，為各個領域的運動選手進行身心管理。從長年來的經驗中，我發現三件事。第一件事，一流的運動選手或不常受傷的選手，他們的皮膚動作極為流暢，好比剛搗好的麻糬充滿彈性，伸縮自如。而且運動的時候，皮膚上會形成特別的皺褶。這是持續順暢進行各種體育運動的所得結果。

第二件事，從事不同體育運動時，皮膚的緊繃方式也不盡相同。舉例來說，從事扭轉身體的體育運動時，皮膚會因為同樣的扭轉動作而緊繃，像是高爾夫球、網球、空手道、鏈球等。擲鏈球時需要往單方向旋轉，因此單側臀部和腰部附近尤其容易緊繃且產生扭轉動作。

適度的皮膚緊繃有助於打造適合體育運動的身體，但過度緊繃反而容易造成肌肉或關節受傷。根據我長年來的觀察，肌肉或關節受損的運動選手，他們幾乎都有皮膚狀態失衡的問題。

再來是最重要的第三件事，即便皮膚變僵硬，狀態失衡，只要透過活動皮膚並改善失衡問題，仍然可以促進肌肉和關節順暢活動，並且進一步消除疼痛。除此之外，還能促進血液和淋巴的流動。血液流動順暢，氧氣和營養素自然能迅速確實地送達身體每一個角落。而淋巴流動順暢，則可以加快致痛物質等老舊廢物的排出速度，快速緩解疼痛。

【皮膚體操】可望消除大腦感知的疲勞

常聽人說「我才不信什麼動一動皮膚就能消除疼痛的這種說法」。但百聞不如一見。請大家參照下方照片，實際操作並加以確認，應該就能從中了解皮膚與關節之間的關係。

首先，將右手置於左手手背上，試著將皮膚往身體側拉動。在這個狀態下，慢慢握緊左手。當皮膚變緊繃，握拳動作也會跟著變得不靈活。接著用右手將皮膚往指尖側推回去。在這個狀態下，再次握緊左手，應該不難發現動作順暢許多。

一些日常動作的小習慣造成髖關節周圍、膝蓋附近的皮膚變緊變硬，導致肌肉和肌腱難以活動，關節無法順利轉動。當一連串的不順暢變成負荷，便容易引起髖關節痛、腰痛或膝痛。

我不僅將能夠放鬆皮膚緊繃，使皮膚柔軟不僵硬的【皮膚體操】套用於從事體育運動的選手身上，也指導深受髖關節痛、腰痛、膝痛所苦的中高齡者頻繁操作。

【皮膚體操】是一套由身體外側作用於身體內側的運動。皮膚之所以能感知舒服與溫度變化，是因為皮膚有許多感受器，透過這些感受器的接收，將各種感覺傳送至大腦。胎兒在母親肚子裡的時候，大腦和皮膚以幾乎相同的過程發育。皮膚感知和大腦感知的速度也幾乎沒有時差。

另外，大腦也能感覺到身體的疲勞，所以想要消除身體疲勞與疼痛，必須確實控制好大腦。【皮膚體操】透過活動皮膚，作用於大腦，對消除疲勞和疼痛非常有效。

從下一頁開始將逐頁為大家介紹操作方法。但請大家特別留意，並非摩擦皮膚、揉捏皮膚，而是「移動」。請試著分別於早／中／晚各操作10～20次。

（宮田トオル）

以手指關節為例試試看！

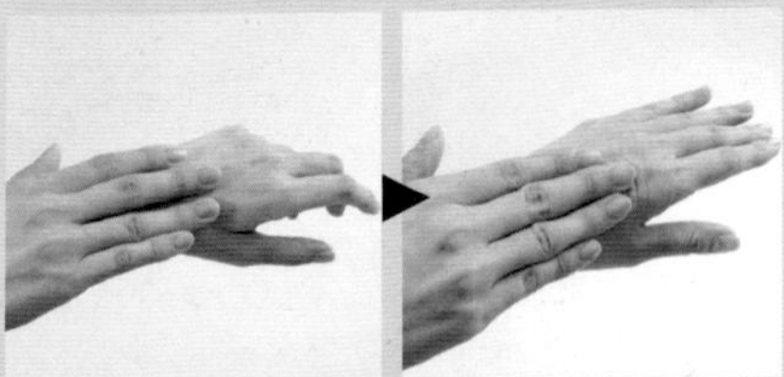

在拉緊皮膚，使其變硬的狀態下彎曲手指，會發現手指關節難以活動。相反的，放鬆皮膚的狀態下，手指關節則能靈活轉動。

對髖關節疼痛
特別有效的
【皮膚體操】操作方法

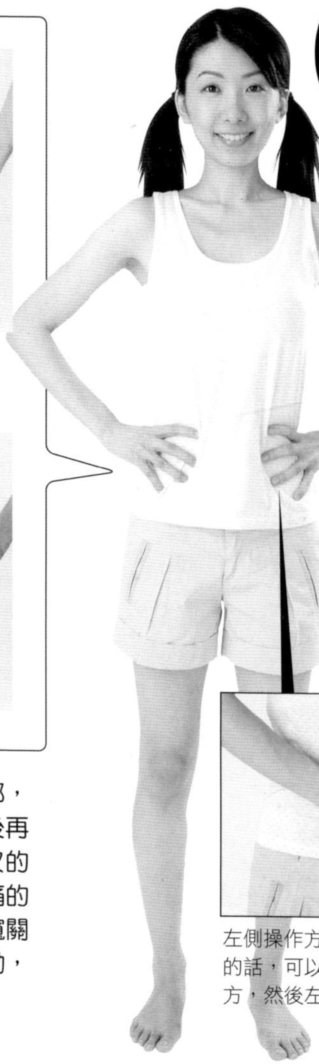

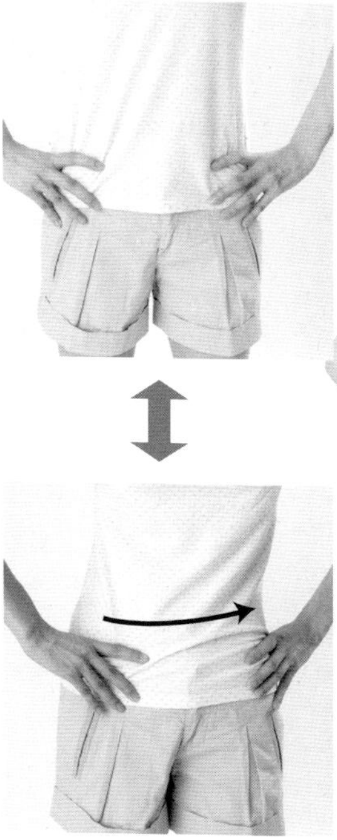

雙手各置於左右側大腿根部，用手指鉤住皮膚使其移動後再恢復原狀。以1秒來回1次的節奏動作。左側髖關節疼痛的人，由右向左移動；右側髖關節疼痛的人，由左向右移動，大概10～20次。

雙手置於
腹部上也OK

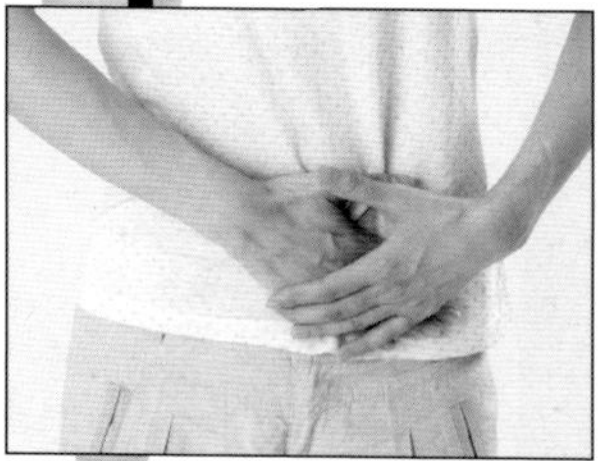

左側操作方法無法順暢活動皮膚的話，可以改將雙手置於肚臍下方，然後左右活動皮膚。

對腰痛特別有效的
【皮膚體操】操作方法

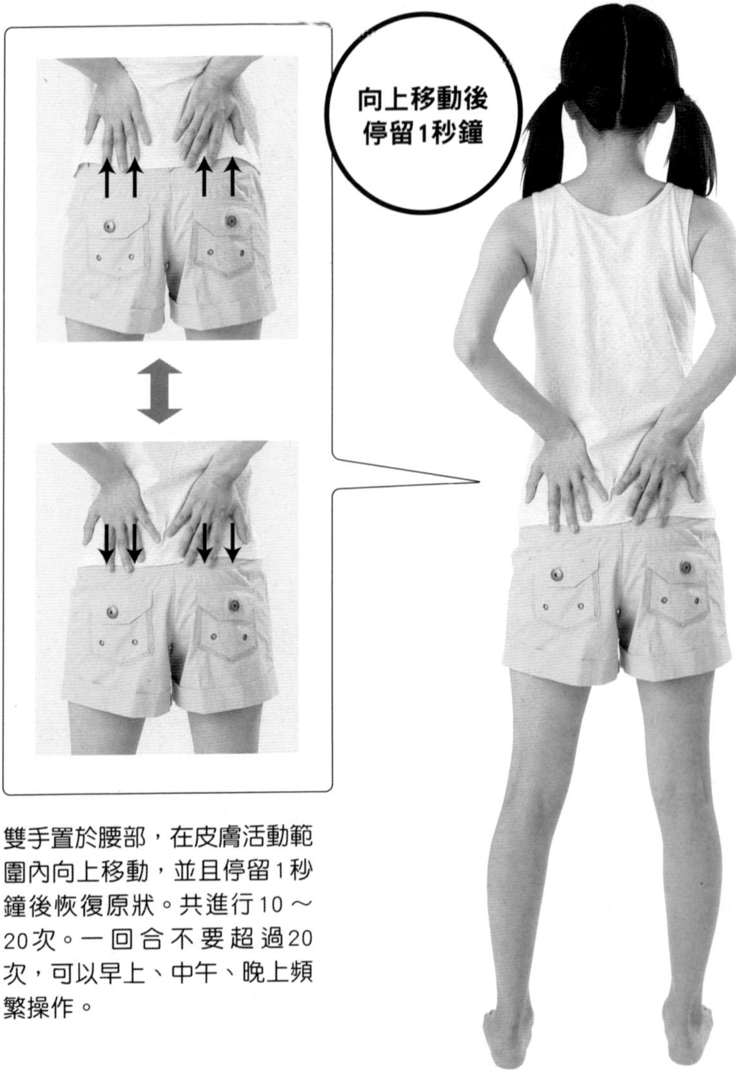

雙手置於腰部，在皮膚活動範圍內向上移動，並且停留1秒鐘後恢復原狀。共進行10～20次。一回合不要超過20次，可以早上、中午、晚上頻繁操作。

對膝痛特別有效的
【皮膚體操】操作方法

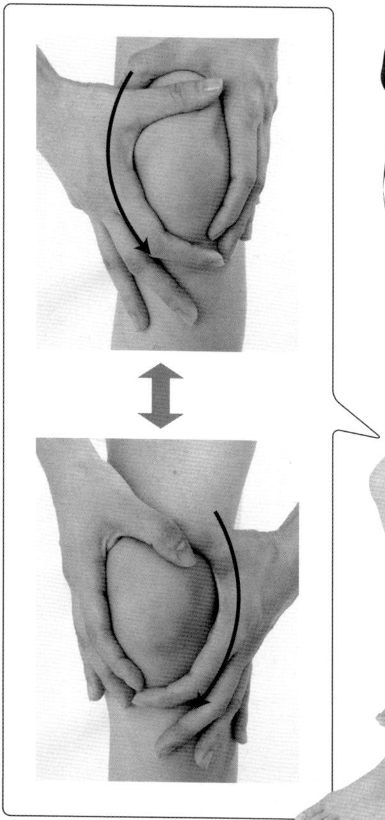

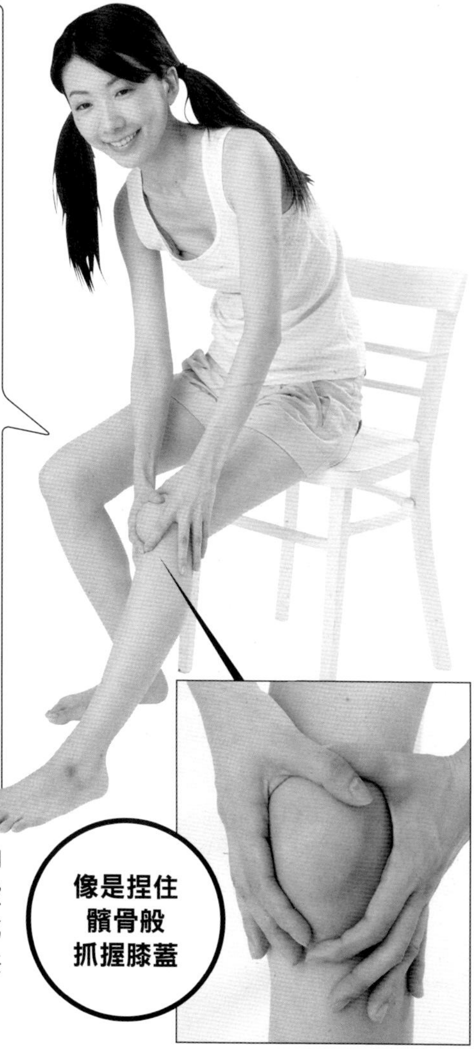

坐在椅子上，將膝痛的那隻腳向前伸展。雙手像抓握髕骨般置於膝蓋上，以畫∞字的方式輕輕活動膝蓋周圍的皮膚，共10～20次。

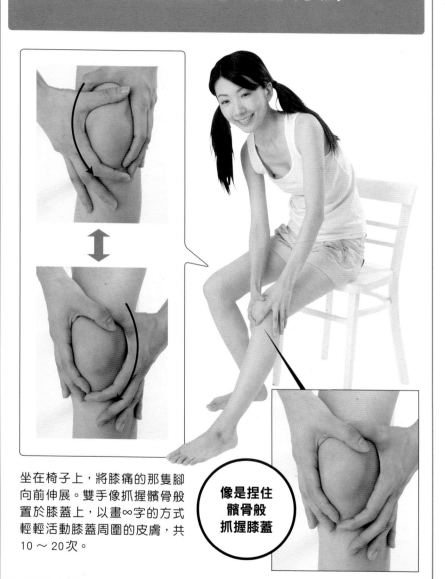

改善全身血液流動的

【皮膚體操】操作方法

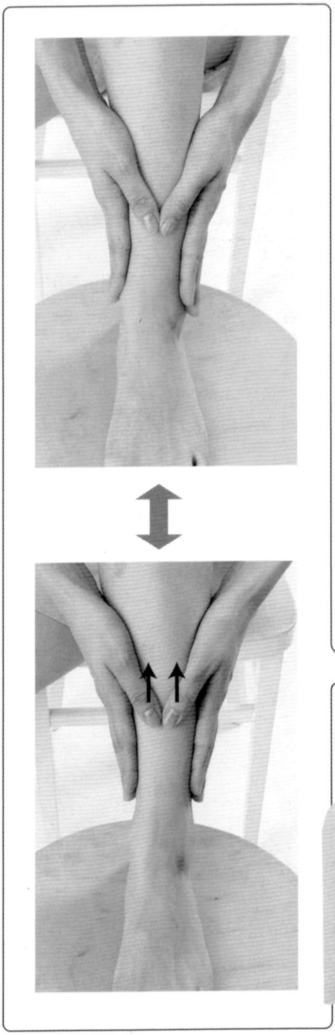

1

坐在椅子上，將左腳擺在另一把椅子上面。雙手置於足踝上方並將皮膚向上移動後恢復原狀。以1秒來回1次的速度，有規律地移動皮膚10～20次。右腳也是同樣操作方式。

＊足踝和足底皮膚失衡恐引起髖關節痛、腰痛或膝痛，平時需要細心呵護。

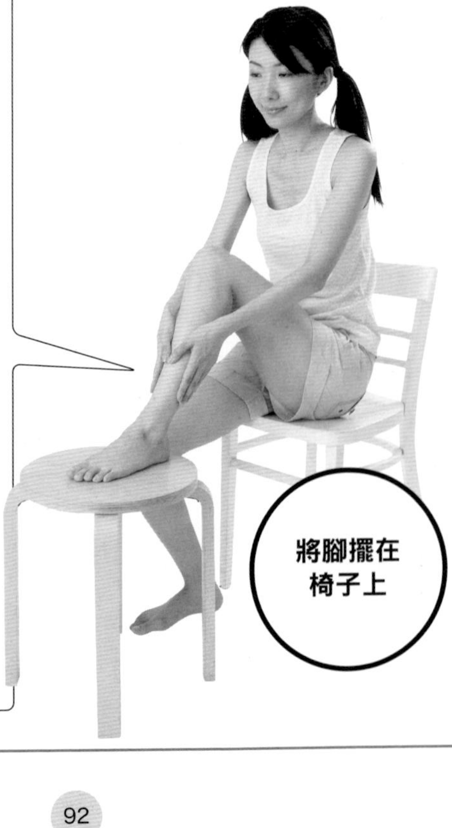

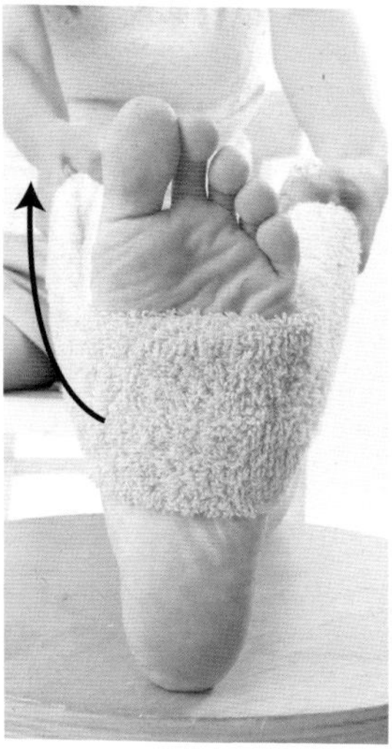

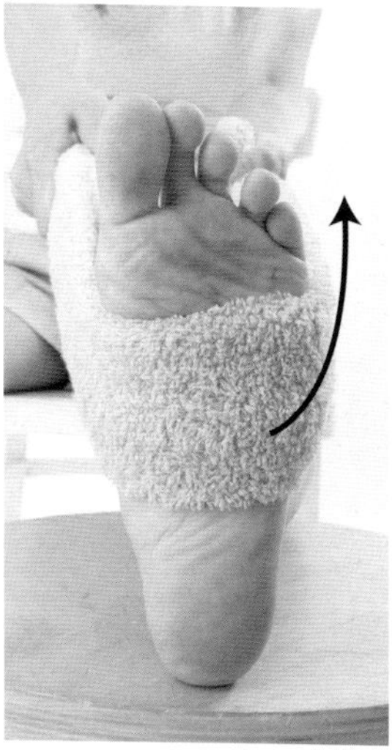

2

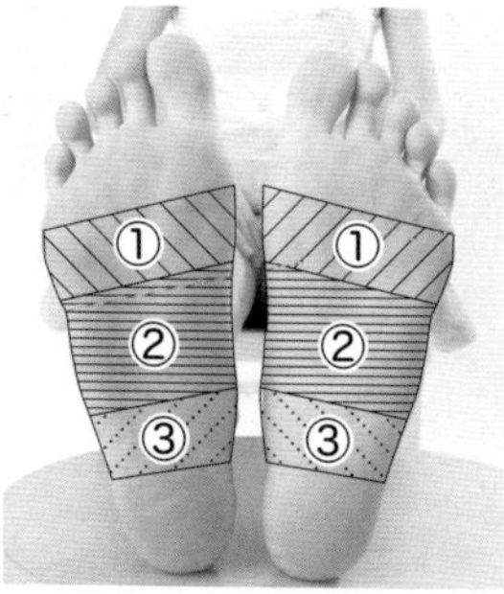

以同樣姿勢伸直腳，將毛巾抵在足底，慢慢向左向右摩擦足底皮膚約 10 ～ 20 次。請參照上方照片，將毛巾抵在足底①～③的區域，邊挪動邊摩擦。

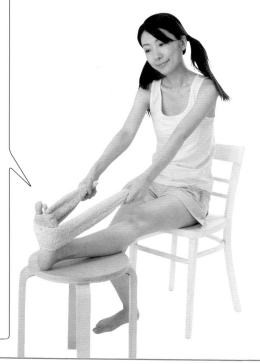

治療髖關節移位、骨盆歪斜、肩胛骨僵硬都很有效的【俯趴搖屁股】

可動範圍大且容易移位的髖關節

髖關節是連結骨盆和股骨的關節，也是串連軀幹和下肢的重要部位。

另一方面，髖關節和肩關節同樣屬於「球窩關節」，能做到其他關節做不到的大幅度動作，舉例來說，轉動雙腳、扭轉、前後左右彎曲等等。

由於可動範圍大，再加上骨盆與股骨的銜接不夠密合，導致髖關節和骨盆容易移位。

造成髖關節或骨盆移位的主要原因是經常側坐、翹腳、不自然的站立姿勢，過去多發生在40～50歲的人身上，但近來小學生發生髖關節移位的現象也有日益增加的趨勢。

髖關節移位程度愈來愈大時，除了疼痛，也會陸續出現行走困難、左右腳長度不一致、腰痛等各式各樣不舒服症狀。

針對這些問題，我向大家推薦【俯趴搖屁股】體操。

帶動肩膀周圍的肌肉和肩胛骨，同時有助改善肩膀僵硬

詳細的操作方法請參考P96的解說。這個體操真的非常簡單，只需要維持俯趴姿勢，然後向側邊搖屁股、上下活動肩膀就可以了。最重要的關鍵是千萬不要勉強，在能力所及範圍內，以不造成疼痛的程度活動身體。

若覺得搖動屁股和肩膀有困難，也可以在維持**1**（P96）的姿勢下操作。應該感覺得到髖關節的可動範圍慢慢增大。

如先前所述，髖關節可以做出各式各樣的動作，然而關節一旦移位，可能會誘發髖關節疼痛或腰痛。

【俯趴搖屁股】這項體操透過活動骨盆和股骨，修正髖關節和骨盆的移位並使其恢復原本的可動範圍以改善疼痛和腰痛。

另外，這項體操同時也活動肩關節，有助放鬆肩膀周圍的肌肉和肩胛骨，進而消除肩膀僵硬和駝背問題。

對於前來診療所的眾多患者，我也

都推薦他們進行【俯趴搖屁股】體操，據我所知，有不少人陸續治好了髖關節疼痛、骨盆歪斜、腰痛、肩膀僵硬等問題。

　而我本身也是透過【俯趴搖屁股】體操改善發生意外留下的後遺症腰痛和肩痛的親身體驗者。

　誠心建議大家養成每天操作一次【俯趴搖屁股】體操的習慣。

（林一郎）

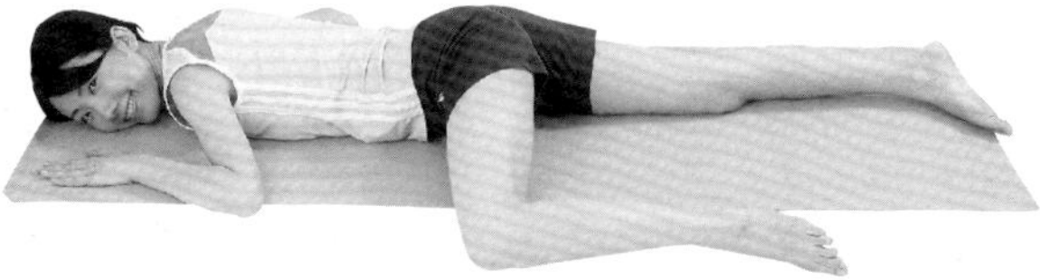

【俯趴搖屁股】體操 Q&A

Q 哪些人不適合【俯趴搖屁股】體操？

A 有頸部疾患、頸部僅能向左或向右單側彎曲的人不適合進行這項體操，勉強操作只會造成症狀惡化。另外，妊娠中無法俯趴的人也不適合。最重要的是千萬不要勉強，若有任何不適症狀，請立即停止。

Q 何時操作體操比較有效果

A 建議起床後和就寢前，但其實任何時間操作【俯趴搖屁股】體操都可以。一天1～2次，只要時間許可，隨時都可以。但為了避免消化不良，飯後1小時內不要做操。

Q 覺得疼痛時該怎麼辦？

A 感覺髖關節疼痛或覺得腰部、背部、肩膀不舒服的人，請絕對不要勉強做操。彎曲膝蓋時，盡量在不會造成疼痛的範圍內做操。而活動臀部和肩膀時，最高指導原則為「慢慢來」。就算只是維持1的姿勢同樣有助於慢慢增加髖關節可動範圍。

Q 可以在床上做操嗎？

A 床墊普遍柔軟，身體容易因為下沉而變成不自然姿勢，為了避免影響效果，請勿在床上做操，建議在地毯或榻榻米上操作。若在棉被上做操，請使用身體不易下沉的薄被。務必在不造身體負擔且安全的狀態下操作【俯趴搖屁股】體操。

1天1分鐘簡單動作
【俯趴搖屁股】體操基本操作方法

1 俯趴姿勢

採取俯趴姿勢，雙手彎曲置於臉旁。

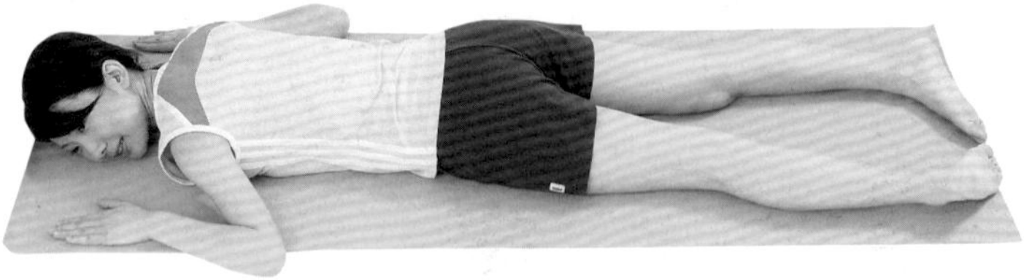

2 彎曲膝蓋

將容易彎曲的腳如照片所示般彎曲。彎曲左腳時，臉部朝向左邊；彎曲右腳時，臉部朝向右邊，臉部和彎曲的腳朝向相同方向。

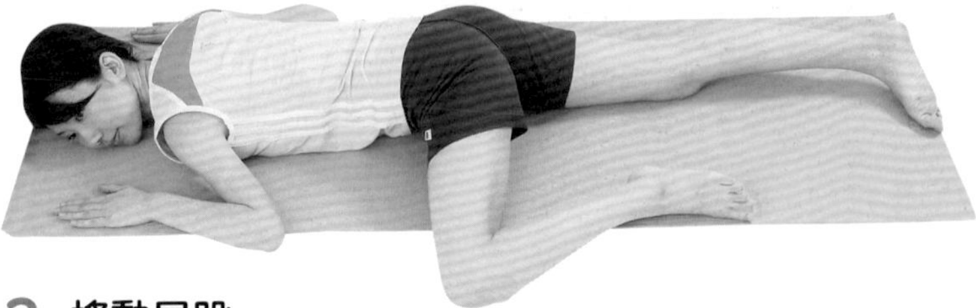

3 搖動屁股

以滑動髖關節的感覺將臀部慢慢往身體中央拉動，再慢慢恢復至原位。重複10次。操作過程中，彎曲的腳不要上下移動。

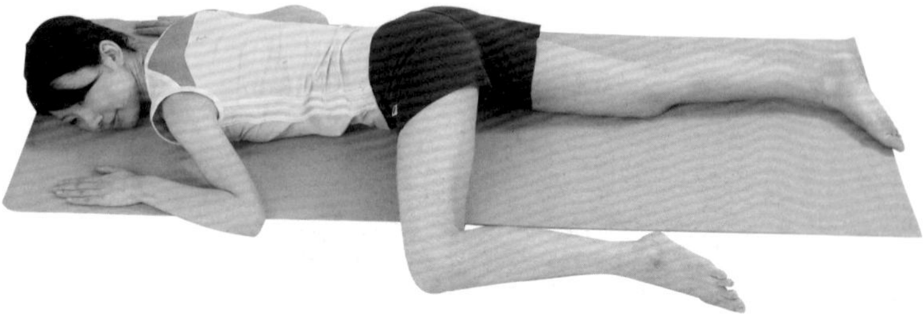

4 活動肩膀

維持膝蓋彎曲姿勢，左右側肩膀交替上下移動10次。接下來，臉部和膝蓋同樣朝向另外一側，然後進行相同的**1**至**4**步驟。

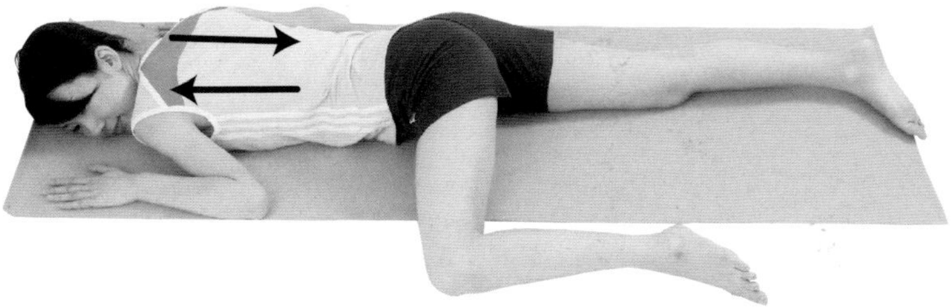

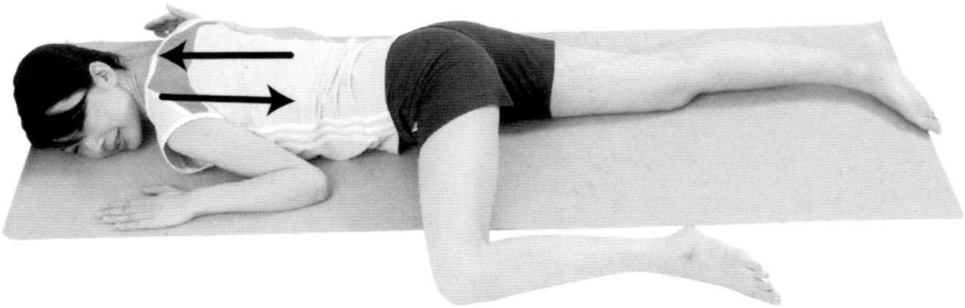

1天進行1～2次，時間充裕的話，左右兩側都做操。建議於起床後或就寢前操作！

透過簡單的體操矯正會進一步影響雙腳和上半身的全身歪斜元兇——髖關節移位

髖關節左右移位
造成全身歪斜和不適症狀

髖關節位於股骨（大腿骨）和骨盆之間，由股骨前端呈球狀的股骨頭和骨盆凹陷構造的髖臼組合而成，因此髖關節可動範圍（可以活動的範圍）非常大，雙腳也才能前後左右自由活動，但相對容易因為日常生活中的不良姿勢和坐姿習慣造成左右側髖關節失衡。

舉例來說，翹腳坐、側坐或體重落在單側腳的站姿容易造成一側股骨頭深陷骨盆髖臼中，另外一側則只是淺淺含在髖臼中。如此一來，髖關節高度產生落差，連帶造成骨盆移位。

而這個連鎖移位反應並非只終止於骨盆，骨盆移位會使連結於上方的脊柱為了取得與歪斜骨盆之間的平衡，進而左右扭轉而傾斜，結果導致脊柱和頸椎跟著彎曲，進一步影響全身骨骼平衡。當連接骨骼的肌肉也失衡，肩膀僵硬、腰痛等疼痛問題自然伴隨著一起出現。骨盆移位造成的影響也會波及骨盆以下的雙腳。骨盆移位使左右腳長度變得不一樣，導致站立時體重無法平均分布於左右腳，進而使單側腳承受較大負擔。最終膝關節和髖關節會因為承載過大負荷而產生疼痛。

另一方面，身體歪斜也會導致內臟不舒服。脊柱裡有掌管荷爾蒙分泌與肌肉／內臟運作的成束神經——脊髓通過，脊柱歪斜壓迫脊髓、影響神經傳導時，循環器官或消化器官等內臟功能會連帶受到波及。

既然如此，我們應該怎麼做才能矯正全身歪斜的元兇，亦即髖關節移位呢？關鍵在於髖關節周圍的肌肉。關節之所以能動，全仰賴周圍肌肉的拉動，只要肌肉恢復平衡狀態，自然能夠矯正髖關節移位問題。

左右腳長度一致，
自然能夠輕鬆站立

若有心想要調整髖關節，誠心向大家推薦【5秒鐘壓膝體操】。雙手壓

膝，雙腳往反方向施力，利用雙手與雙腳互相對抗的力量刺激相連於骨盆的腰部和雙腳肌肉。慢慢張開雙腳並藉由角度的改變進一步刺激大腿內側／外側肌肉、臀部肌肉等髖關節周圍的肌肉。

藉由這種方式調節髖關節周圍肌肉的平衡，以改善和髖關節有聯動關係的骨盆歪斜問題，從而矯正彎曲的脊柱以平衡全身肌肉。

只要操作一次【5秒鐘壓膝體操】，便能立即感受到效果。試著於做操之前／之後筆直站立，比較一下有什麼不同的感覺。做完體操後，應該會因為體重平均落在左右腳而能輕鬆站立。這代表髖關節不再有高低落差，左右腳長度一致。身體歪斜的人能明顯感覺到歪斜姿勢獲得改善。憑自己的意識去修正姿勢其實非常困難，但只要透過持續做操，便能在無形中自然矯正姿勢，並且讓身體記住正確姿勢。

每天持續進行【5秒鐘壓膝體操】，隨時矯正日常生活動作造成的髖關節移位或身體歪斜。也因為同時鍛鍊髖關節周圍的肌肉，同時有助於改善髖關節疼痛和不適症狀。建議每天操作，至少早上和晚上各一次。搭電車或工作空檔時，坐著即可做操。

雙手壓膝蓋時，雙腳無需使勁用力。用力到雙腳抖動反而容易造成原有的症狀惡化，7成力道就足夠了。1天2次，短短的1分鐘，而且坐著即可做操，請大家務必養成每天做操的習慣。

（阿久根英昭）

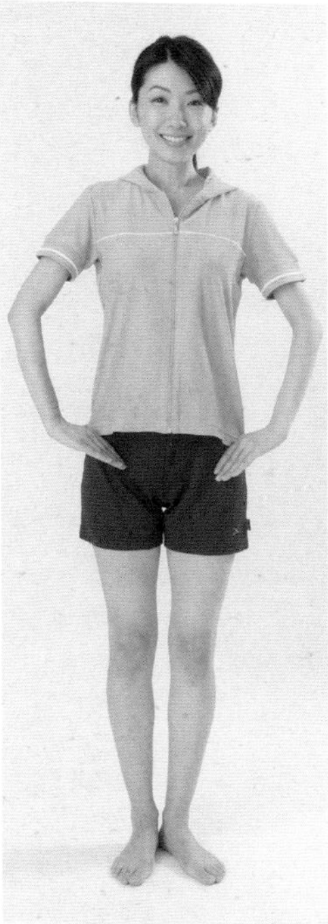

進行體操的前後，試著雙腳靠攏筆直站立，可以一眼看出做操後的效果。做完體操後，體重平均落在左右腳而能夠輕鬆站立。

1天2次，1分鐘搞定！

【5秒鐘壓膝體操】的操作方法

➡ 手 ⇨ 腳

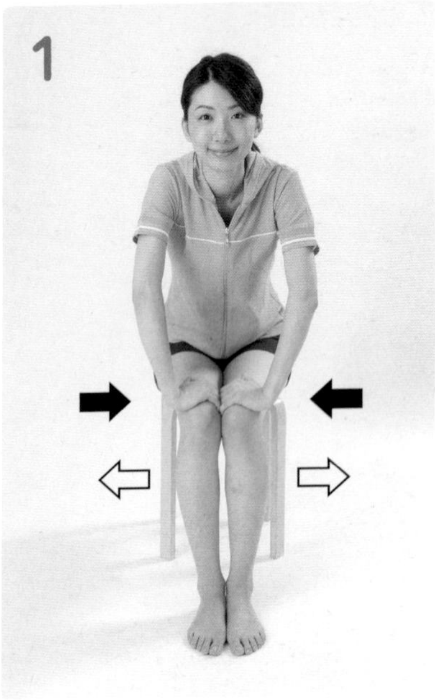

雙膝貼合，由外向內壓

坐在椅子上，背肌挺直，雙腳靠攏，雙膝互相貼合。雙手從膝蓋外側向內側推壓，雙腳則是用力向外張開，維持這個狀態數5秒，然後放鬆。

雙手用力讓雙腳貼合，雙腳則是用力向外張開，這兩股力量互相抗拒。不需要用盡全身力量，大約7成力道就OK了。

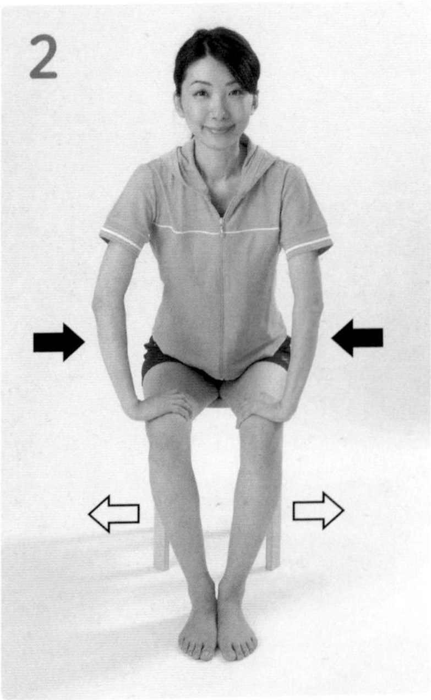

雙膝張開約2個拳頭寬，由外側向內側推壓

雙腳維持靠攏狀態，但雙膝張開約2個拳頭寬。如同**1**步驟，雙手朝內側用力，雙腳朝外側用力，數5秒後放鬆。

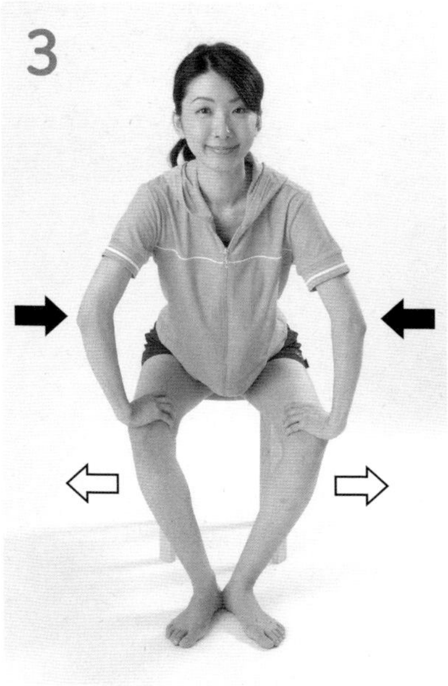

雙膝張開約 4 個拳頭寬，由外側向內側推壓

腳尖適度張開，雙膝則是張開約 4 個拳頭寬。如同**1**步驟，雙手朝內側用力，雙腳朝外側用力，數 5 秒後放鬆。

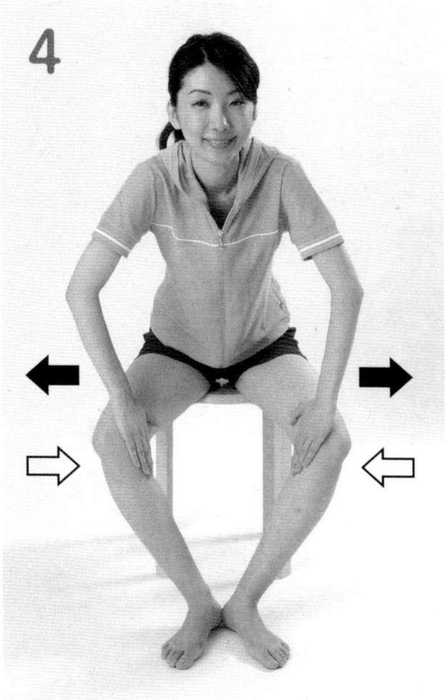

雙膝張開約 4 個拳頭寬，由內側向外側推壓

維持**3**的姿勢，雙手置於膝蓋內側，由內側向外側用力推壓，而雙腳則是用力向內側閉合。維持這個狀態數 5 秒，然後放鬆。

雙膝張開約2個拳頭寬，由內側向外側推壓

雙膝張開約2個拳頭寬，如同**4**步驟，雙手朝外側用力，雙腳朝閉合方向用力。維持這個狀態數5秒，然後放鬆。

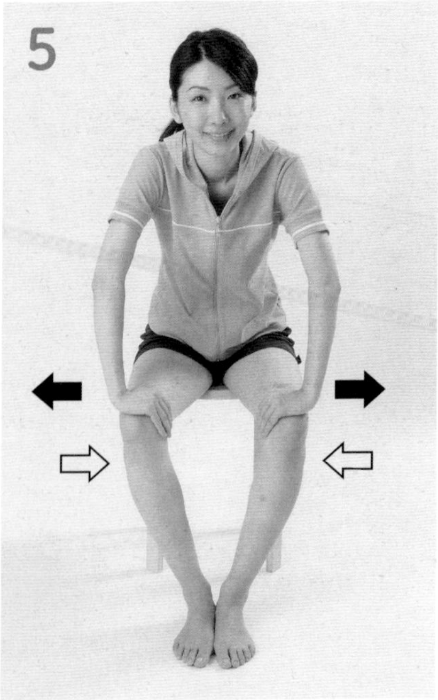

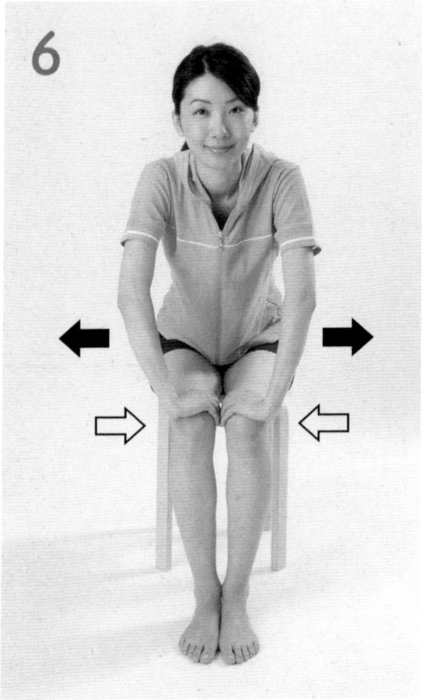

雙膝貼合，由內側向外側推壓

最後雙膝互相貼合，如同**4**步驟，雙手朝外側用力，雙腳朝閉合方向用力。維持這個狀態數5秒，然後放鬆。

1天2次
早／晚
各進行1次

每天20步【交叉步行】。雙腳交叉行走，改善引起身體疼痛的體幹歪斜

身體歪斜狀態下行走，反而引起反效果

對於深受身體疼痛所苦的人，誠心推薦有效解決腰痛、髖關節痛、膝痛、肩膀僵硬的【交叉步行】（操作方式請參照P104）。

身體在日常生活中漸漸產生歪斜，在這樣的狀態下持續行走，容易造成肌肉和關節承受過大負擔而引起疼痛。為了減輕疼痛，身體往往不自覺採取不自然的走路姿勢，進而導致身體歪斜情況更加嚴重。另一方面，【交叉步行】則有助於矯正身體歪斜，這是一種任何人都能簡單調整體幹歪斜的走路方式。有不少患者在嘗試【交叉步行】後都跟我反應「身體不再疼痛了」、「姿勢變得端正許多」。

交叉步行的操作方法很簡單，即單純的雙腳交叉前進。想像以心窩處為起點，像是跨越中心線般，向斜前方踏出一步，然後雙腳交叉前進。若覺得單純交叉行走容易造成身體搖晃，試著將雙臂向側邊平舉，或者向上高舉以固定上半身不動。維持這樣的姿勢向前走，既能穩定軀幹，也能矯正身體歪斜。而持續每天進行更能幫助維持全身平衡。挺直背肌向前走，幫助矯正駝背；伸直雙臂則能增加肩胛骨周圍肌肉的柔軟度並促進血液循環以改善肩頸僵硬。當身體軸心處於安定狀態，自然能減輕髖關節和膝蓋所承受的負荷，進一步緩解疼痛。

先以一天20步為目標，比起走多、走快，首要之務是維持正確姿勢。在習慣熟練之前，建議先慢慢走。地上有條直線更方便，可以利用榻榻米的接縫、木質地板的接縫，或者在地上貼膠帶等作為依據。若在室外，則可以利用公園步道或地磚作為依據。等到熟悉基本動作之後再慢慢增加步數，並且將交叉步行融入平時快走或購物採買的日常生活中。

（花谷貴之）

先從只有雙腳交叉行走開始嘗試

【交叉步行】基本走路方式

從每天20步開始
比起走多走久，剛開始必須重視正確姿勢，熟練後再慢慢增加步數。

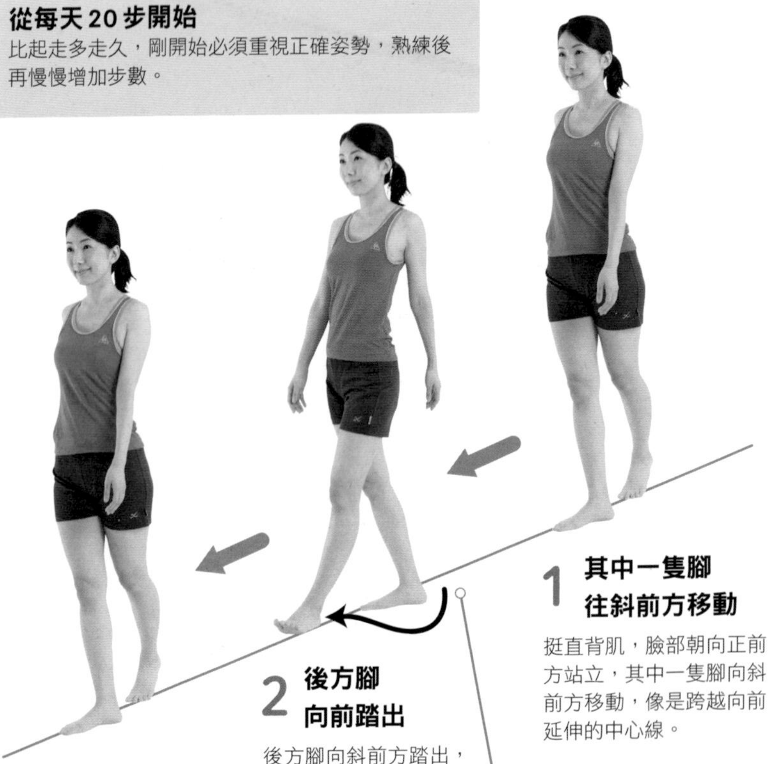

1 其中一隻腳往斜前方移動

挺直背肌，臉部朝向正前方站立，其中一隻腳向斜前方移動，像是跨越向前延伸的中心線。

2 後方腳向前踏出

後方腳向斜前方踏出，同樣像是跨越中心線並讓雙腳呈交叉狀。記得以足跟先著地。

3 對側腳向前踏出

對側腳也是同樣方式向斜前方踏出一步，跨越中心線並讓雙腳呈交叉狀。反覆這些動作向前走。

注意事項！

像是沿著直線交叉行走
向斜前方踏出一步時，不需要大幅度離中心線太遠，而是以雙膝互相摩擦的感覺，沿著中心線交叉行走。

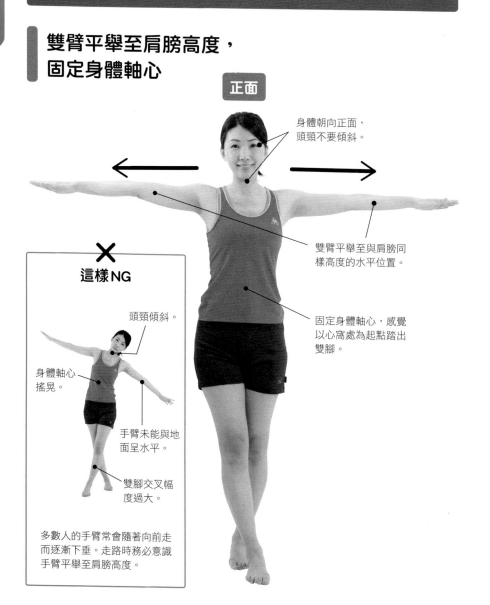

基本交叉步行①

手臂平舉交叉步行

雙臂平舉至肩膀高度，固定身體軸心

正面

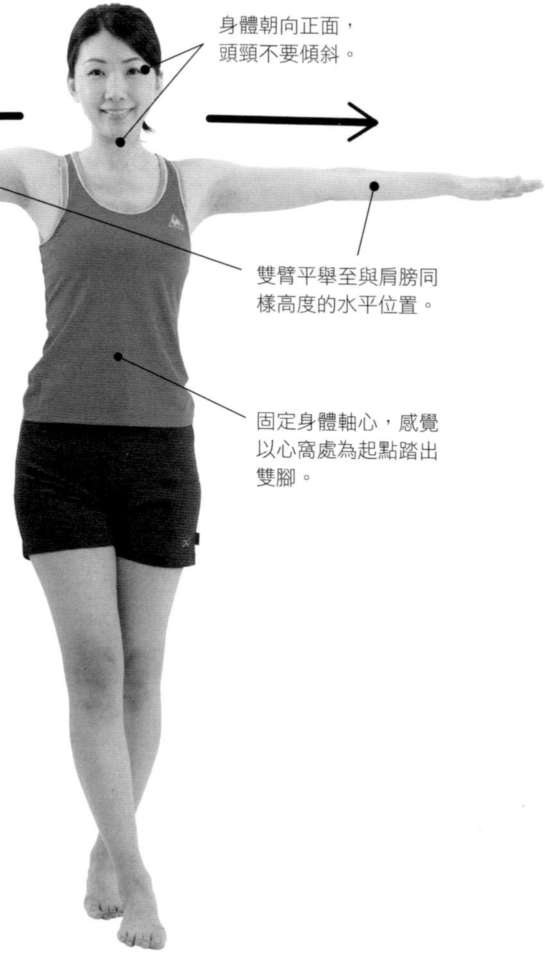

身體朝向正面，頭頸不要傾斜。

雙臂平舉至與肩膀同樣高度的水平位置。

固定身體軸心，感覺以心窩處為起點踏出雙腳。

✕ 這樣NG

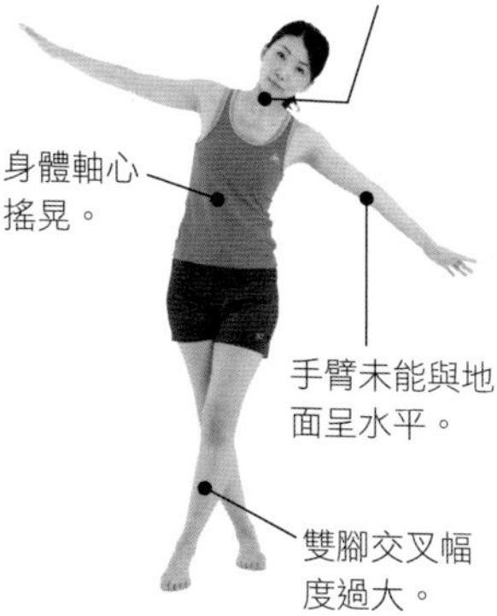

頭頸傾斜。

身體軸心搖晃。

手臂未能與地面呈水平。

雙腳交叉幅度過大。

多數人的手臂常會隨著向前走而逐漸下垂。走路時務必意識手臂平舉至肩膀高度。

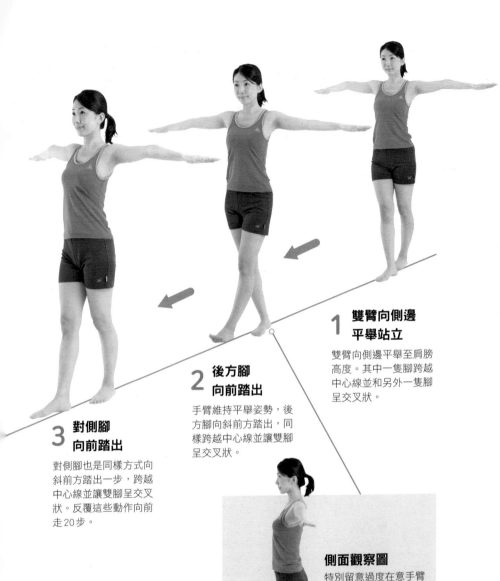

1 雙臂向側邊平舉站立

雙臂向側邊平舉至肩膀高度。其中一隻腳跨越中心線並和另外一隻腳呈交叉狀。

2 後方腳向前踏出

手臂維持平舉姿勢，後方腳向斜前方踏出，同樣跨越中心線並讓雙腳呈交叉狀。

3 對側腳向前踏出

對側腳也是同樣方式向斜前方踏出一步，跨越中心線並讓雙腳呈交叉狀。反覆這些動作向前走20步。

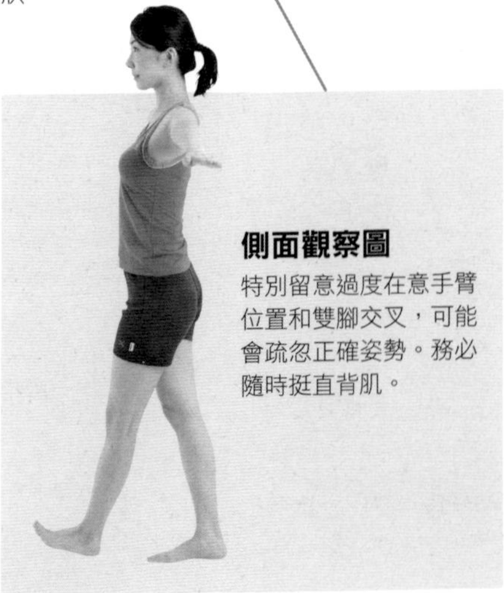

側面觀察圖

特別留意過度在意手臂位置和雙腳交叉，可能會疏忽正確姿勢。務必隨時挺直背肌。

基本交叉步行②

雙手高舉交叉步行

雙臂向上高舉，上半身挺直

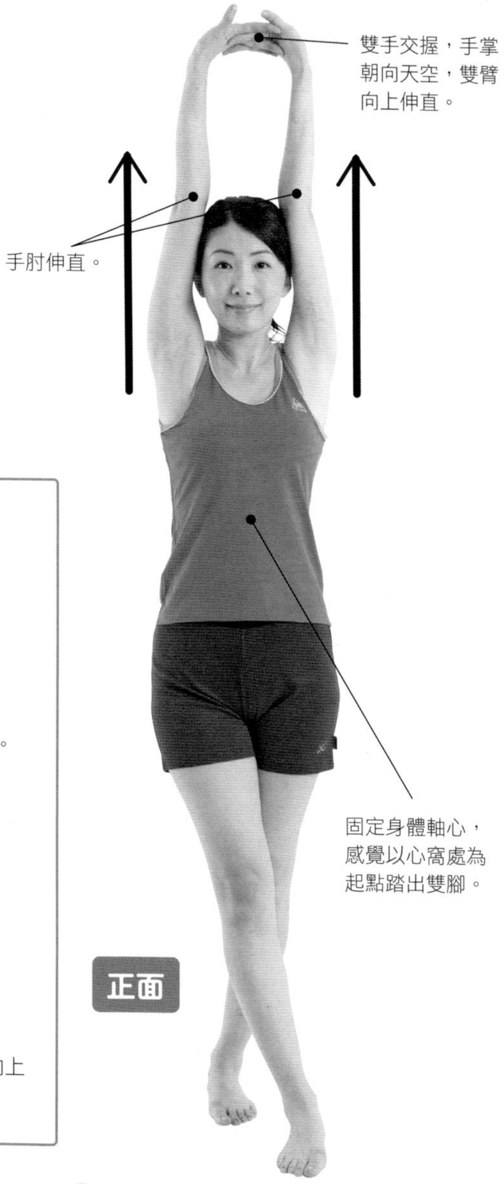
雙手交握，手掌朝向天空，雙臂向上伸直。
手肘伸直。
固定身體軸心，感覺以心窩處為起點踏出雙腳。
正面

✕ 這樣NG

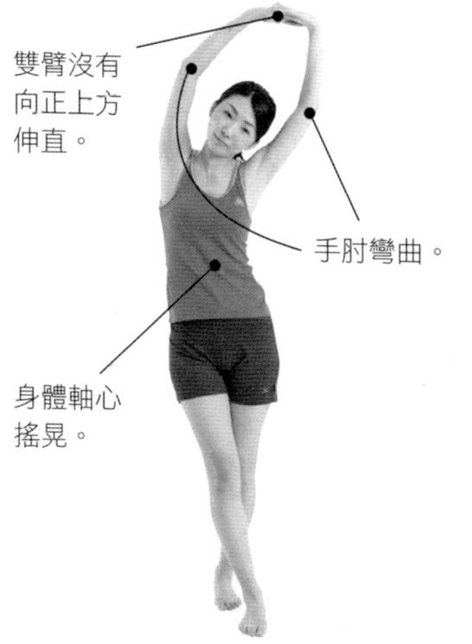
雙臂沒有向正上方伸直。
手肘彎曲。
身體軸心搖晃。

交叉步行過程中，雙臂一定要用力向上伸直，感覺身體被拉向正上方。

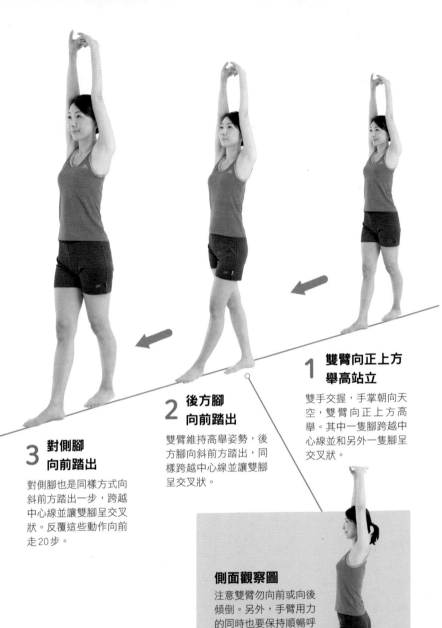

1 雙臂向正上方舉高站立

雙手交握，手掌朝向天空，雙臂向正上方高舉。其中一隻腳跨越中心線並和另外一隻腳呈交叉狀。

2 後方腳向前踏出

雙臂維持高舉姿勢，後方腳向斜前方踏出，同樣跨越中心線並讓雙腳呈交叉狀。

3 對側腳向前踏出

對側腳也是同樣方式向斜前方踏出一步，跨越中心線並讓雙腳呈交叉狀。反覆這些動作向前走20步。

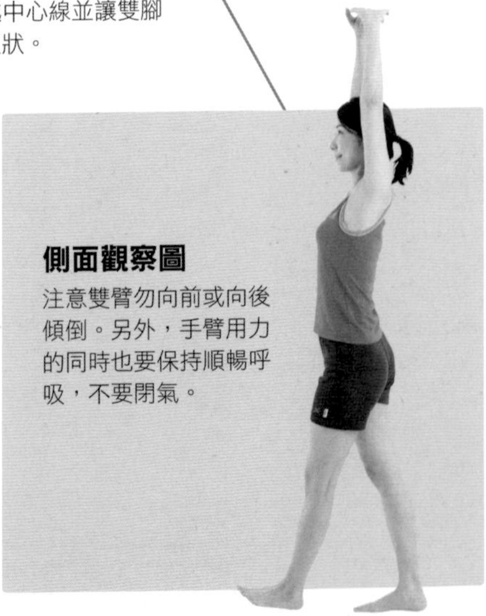

側面觀察圖

注意雙臂勿向前或向後傾倒。另外，手臂用力的同時也要保持順暢呼吸，不要閉氣。

基本交叉步行③

雙手交握於身後交叉步行

雙臂向後方伸直並交握，上半身挺直

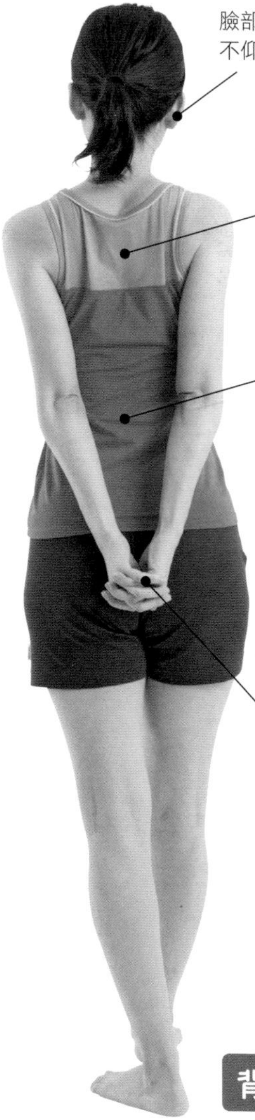
臉部朝向正前方，不仰望也不俯視。
兩側肩胛骨靠攏並挺胸。
固定身體軸心，感覺以心窩處為起點向前踏出一步。
雙臂用力向後伸直並交握，固定上半身不動。
背面

✕ 這樣NG

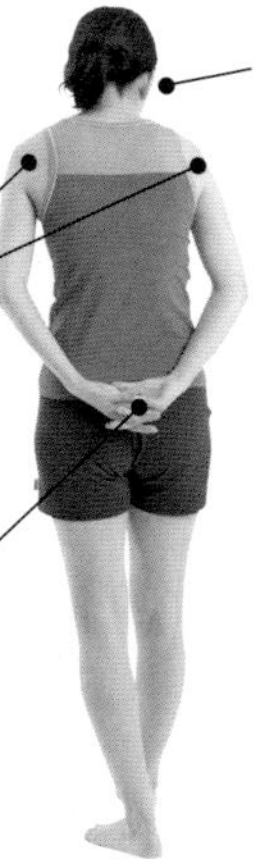
視線朝下。
雙肩蜷縮。
雙臂沒有用力伸直。

蜷縮肩膀走路反而沒有效果。另外，雙臂適度用力向後伸直即可，過度用力向後拉，反而使身體向後反折。

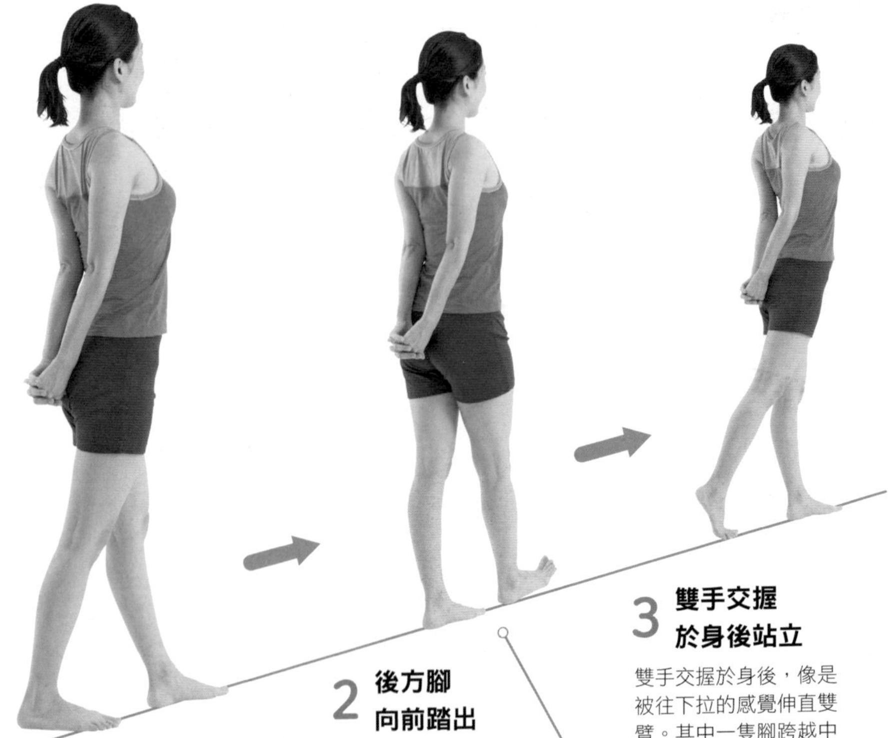

1 對側腳向前踏出

對側腳也是同樣方式向斜前方踏出一步，跨越中心線並讓雙腳呈交叉狀。反覆這些動作向前走20步。

2 後方腳向前踏出

挺胸並伸直背肌，後方腳向斜前方踏出，同樣跨越中心線並讓雙腳呈交叉狀。

3 雙手交握於身後站立

雙手交握於身後，像是被往下拉的感覺伸直雙臂。其中一隻腳跨越中心線並和另外一隻腳呈交叉狀。

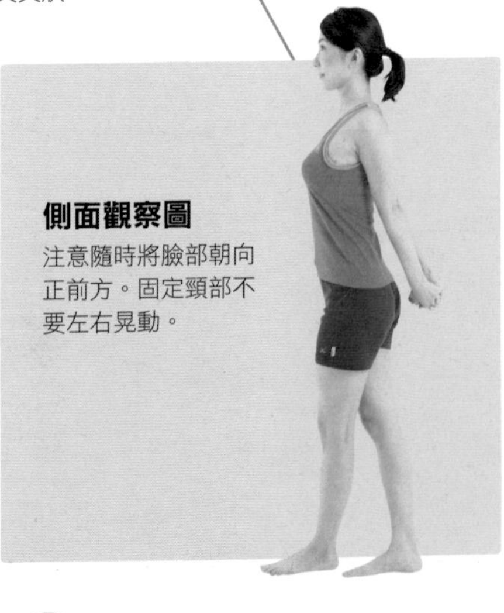

側面觀察圖

注意隨時將臉部朝向正前方。固定頸部不要左右晃動。

解決髖關節疼痛！

開腳交叉步行

稍微半蹲，放鬆髖關節

正面

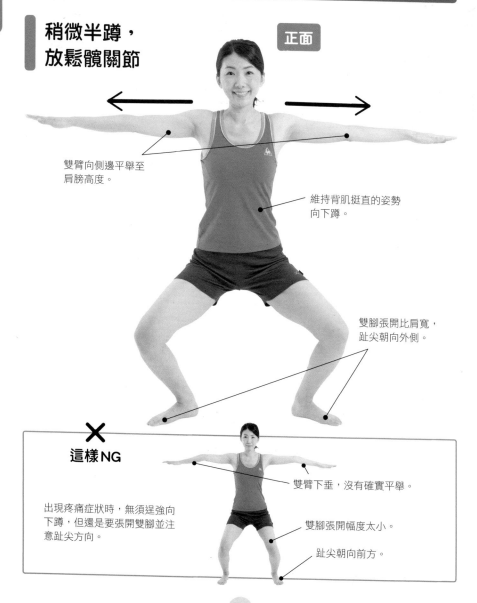

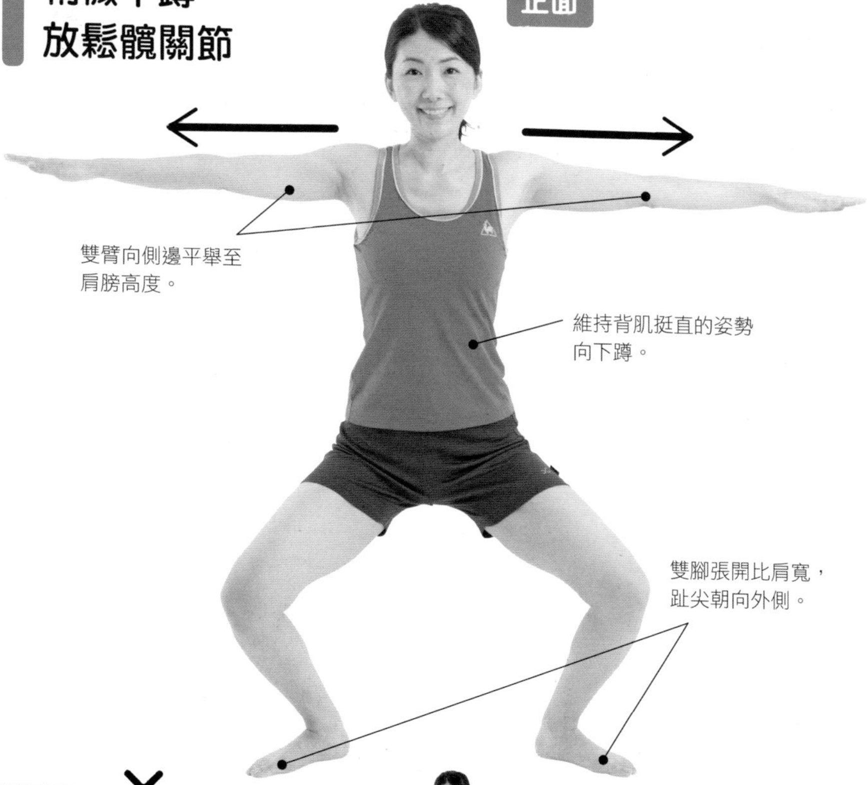
雙臂向側邊平舉至
肩膀高度。
維持背肌挺直的姿勢
向下蹲。
雙腳張開比肩寬，
趾尖朝向外側。

✕ 這樣NG

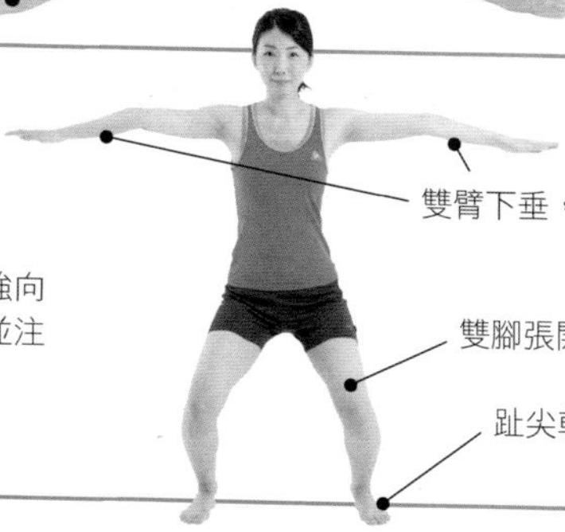
雙臂下垂，沒有確實平舉。
雙腳張開幅度太小。
趾尖朝向前方。

出現疼痛症狀時，無須逞強向下蹲，但還是要張開雙腳並注意趾尖方向。

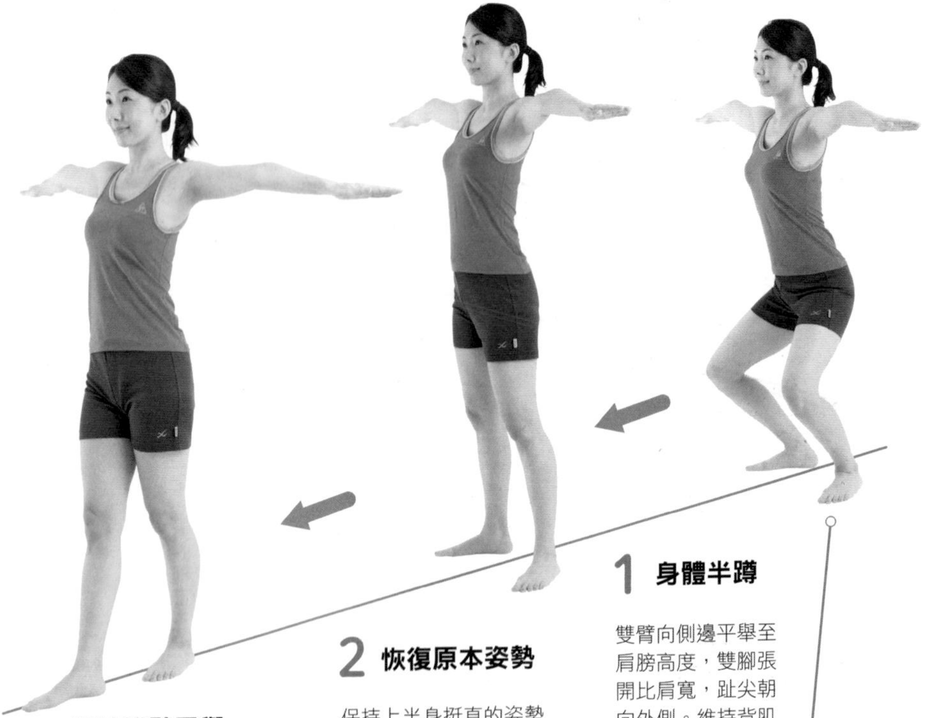

1 身體半蹲

雙臂向側邊平舉至肩膀高度，雙腳張開比肩寬，趾尖朝向外側。維持背肌挺直的姿勢並慢慢向下半蹲。

2 恢復原本姿勢

保持上半身挺直的姿勢並慢慢站起身，恢復原本的姿勢。

3 維持雙臂平舉，交叉步行4步

維持雙臂平舉姿勢，雙腳沿著中心線呈交叉狀。接著按照手臂平舉交叉步行（請參照P105～P106）的方法向前走4步。然後重複**1**～**3**的步驟共進行5回合。

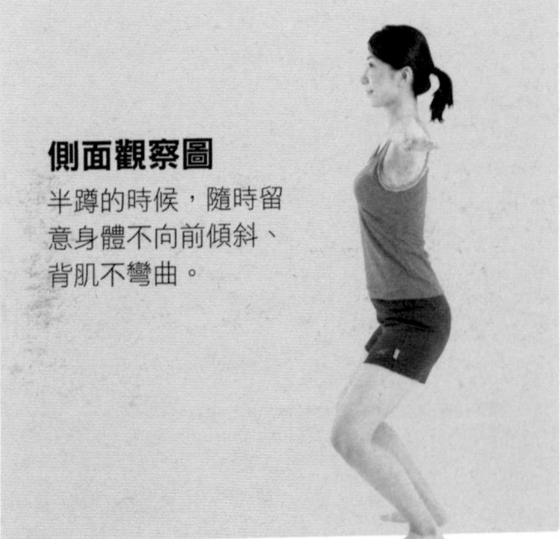

側面觀察圖

半蹲的時候，隨時留意身體不向前傾斜、背肌不彎曲。

PART 5

有效治療【髖關節疼痛】的穴道療法、中藥材

多摩湖町針灸整骨院院長
中村是靖

桑榆堂藥局／中醫師／北京中醫藥大學特任海外專家
邱 紅梅

東京有明醫療大學教授
川嶋 朗

MIRAI 診所院長／日本病灶疾患研究會副理事長
今井一彰

針灸師／亞洲撫觸療法協會理事
松岡佳余子

（依文章順序）

冰涼是健康的最大敵人！以【簡易灸療】溫熱患部，改善不舒服症狀

利用溫熱效果 促進血液循環

中醫界常說寒氣是萬病根源。身體受寒導致血液流動不順暢，進一步造成疲勞物質和老舊廢物堆積於血液中，久而久之容易引起僵硬和疼痛。

血液循環不良容易誘發許多慢性症狀，髖關節疼痛是其中一種。增齡等因素造成髖關節變得不靈活，加上受寒使髖關節周圍的血液流動受阻，在這種情況下，一旦疲勞物質堆積，髖關節部位會開始出現異樣感或疼痛症狀。

而除了髖關節之外，血液循環不良和受寒也是造成肩膀僵硬、消化不良、便祕、生理期不順等的原因之一。

寒冷季節裡若要預防髖關節疼痛，重點必須擺在「溫熱」和「促進血液循環」上。在這裡向大家推薦【簡易灸療】，可以前往中醫診所請醫師進行正統灸療，也可以考慮居家做個【簡易灸療】（操作方式請參考P116）。

說到灸療，大家的第一印象普遍是很燙、很危險，擔心自己一個人做不來。

但只要多小心，其實不用太擔心。而且實際操作一次後，應該有不少人會覺得很簡單而養成每天灸療的習慣。

接下來，我們一起來看看【簡易灸療】的效果。基本灸療是用燃燒的艾草置於患部上，藉由火力深透皮膚以達溫熱效果。而這個溫熱效果可說是灸療的最大特點。

我們透過【簡易灸療】溫熱患部，並且進一步促進血液循環以利老舊廢物順暢排出體外，藉此緩和髖關節僵硬、疼痛等慢性症狀。

改善訣竅 在於每天執行

溫熱效果不僅可用於減輕髖關節疼痛，也有助促進內臟和器官的運作。

以汽車為例，在引擎運作溫度太低的情況下開車上路，車子往往不是很

順暢。但隨著引擎溫度慢慢升高，車子開起來也會順暢許多。

人體也是同樣道理。關節、臟器、器官的溫度太低造成運作不順，進而引起不適症狀。透過【簡易灸療】溫熱身體，可以幫助活化身體關節和內臟、器官的運作。

除此之外，【簡易灸療】還具有提升免疫力的功效。雖然目前尚無法充分闡明原理所在，但【簡易灸療】可以活化細胞，自然有助於提升免疫力。

【簡易灸療】有各種形式，較具代表性的是直接燃燒艾蒿的溫灸，以及將艾蒿捲在紙筒裡再點火使用的紙筒艾灸。這兩者具有同樣效果，大家可以擇一嘗試看看。

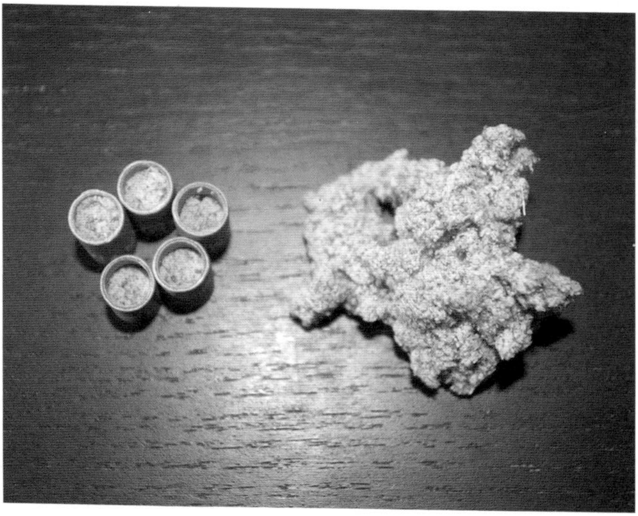

右側為溫灸治療中所使用的艾蒿，左側為特殊紙捲加工的紙筒艾灸。中藥器材行都買得到。

直接將艾蒿置於髖關節疼痛部位，不需要非得放在正確的穴位上。

根據中醫的說法，奇數是陽，治療次數也以奇數為佳，所以可以嘗試一天進行1次或3次灸療。

但最重要的是每天持之以恆，灸療所需時間不長，唯有每天持續執行，才能有效改善症狀。期待大家都能透過【簡易灸療】改善髖關節疼痛症狀。

（中村是靖）

【簡易炙療】的操作方法

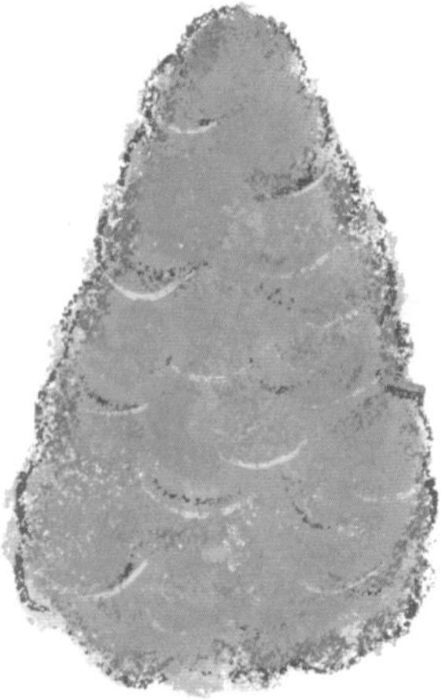

1 將艾蒿堆成圓錐體形狀。

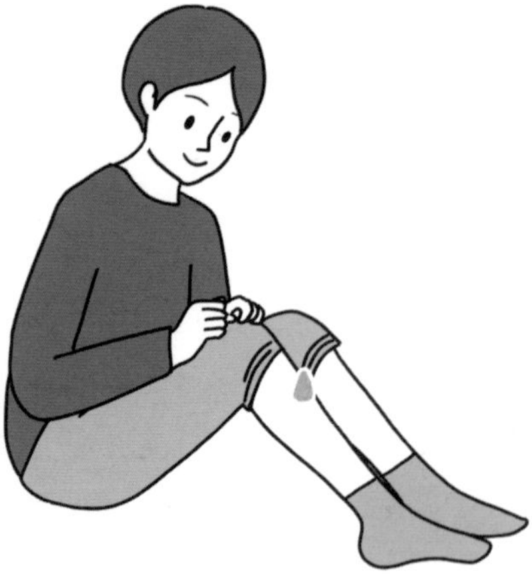

2 艾蒿底部沾點水並置於患部上。

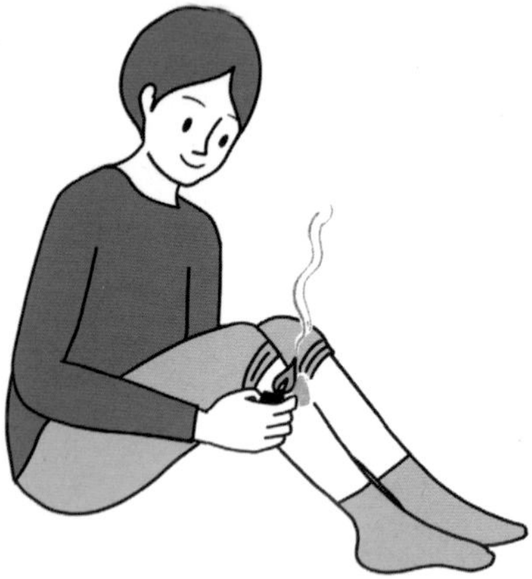

3 以打火機點燃艾蒿。感覺燙的時候就停止，時間約30秒～ 1分鐘就好。

建議每天操作，1次或3次。使用溫炙或紙筒艾炙都可以，但務必小心用火。

有效治療髖關節疼痛的【五大中藥方劑】幫助脫離苦痛，輕鬆向前邁步

「腎」急遽衰退的「老化」始於56歲的男性，49歲的女性

近年來髖關節疼痛的人數已經和膝關節疼痛的人數不相上下，摒除先天性疾病不說，造成疼痛的主要原因為增齡和運動傷害。

前來看診的患者中多數因疼痛而來。髖關節疼痛的患者並非數年來才急速增加，只是比起膝關節疼痛，多為高齡者常見的惱人問題，因此沒有受到太多人關注。也因為相較之下好發於使用輪椅或居家長期臥床，總是忍著疼痛度日的高齡者身上，而非青壯年人，更容易遭到大家忽視。

然而日本已經邁入超高齡化和老老照顧時代，「老了就靜靜待在家裡」的情況不再適用，必須積極針對髖關節疼痛採取因應對策。

其實髖關節疼痛比膝關節疼痛更加難受。比起勉強還能行走的膝關節痛，髖關節疼痛一旦發作，不僅止痛藥效果不彰，情況惡化時甚至完全無法走路。別說出門採買，可能連在家自由移動都成問題，這會對日常生活造成極大妨礙。另一方面，再加上有骨質疏鬆問題，恐怕還有髖關節骨折的風險，或者演變成失智症的導火線。

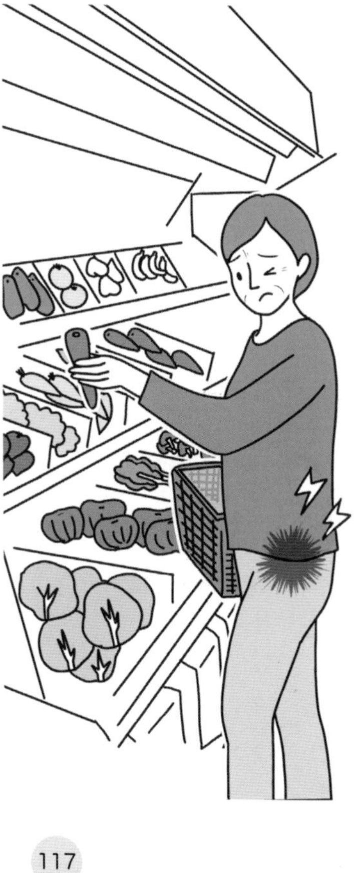

絕大多數的人感覺髖關節不舒服

時，多半前往骨科就診。西方醫學是「形體」醫學，一般標準作業流程是X光攝影檢查、開立止痛藥物和進行復健治療。

雖然能暫時緩解疼痛，但再次復發並演變成妨礙日常生活運作的症狀時，醫生最後的建議就是進行人工關節置換手術。

而中醫學治療髖關節疼痛的方式不同於西方醫學。中醫學認為髖關節疼痛是關節老化和使用過度所造成，因此目標擺在打造不易老化的身體、耐用的骨骼，以及矯正肌肉失衡問題。

除此之外，中醫學還認為人只要上了年紀，經絡運作和氣血循環會逐漸變差。而整個循環變差導致養分和氧氣無法送達全身各個角落，進而使內臟器官功能逐漸衰退。當肌力連帶降低、骨骼和肌腱強度變差、關節軟骨磨損時，不免陸續引發疼痛症狀。

根據研究數據顯示，人類開始老化的年齡，女性是7的7倍，亦即49歲；男性是8的7倍，亦即56歲。約莫從這個歲數開始，五臟中對抗老化的「腎」功能急遽衰退，導致身體逐漸衰老。髖關節疼痛症狀多半出現在60多歲，開始感到雙腳開合困難且有異樣感，而進入70歲後，疼痛症狀逐漸惡化。

補肝腎中藥，有效強化筋骨

在中醫觀念裡，人體各器官依五行分類，再各自對應至「肝心脾肺腎」五臟。五臟中的「腎」主管「骨骼」和「骨髓」，「肝」主管「肌肉」和「筋膜」。「腎」和「肝」息息相關，「腎」的衰退會立即波及至「肝」。

這兩者掌管運動系統，想要治好髖關節疼痛並預防再次復發，必須確實做到「強骨肌」，亦即好好滋補「腎」和「肝」以強化骨骼和肌肉。

另一方面，中醫常說「肝腎同源」，這說明「腎」「肝」之間有著相互滋養的密切關係，補肝即養腎，補腎即護肝，兩者間的良好關係也會進一步帶給五臟好影響。五臟相互協調時，除了出問題的部位之外，整個身體運作也會變好。這正是中醫饒富趣味的地方。

中醫用來緩和疼痛、滋補五臟的生藥，通常有「海風藤」、「豨薟草」、「穿山龍」、「臭梧桐」、「木瓜」幾種。實際上，中國自古使用【5大生藥方劑】作為髖關節疼痛的治療藥物。也因為眾所皆知，每當感覺髖關節疼痛時，多數人都會自行前往藥材行抓藥服用。

【5大生藥方劑】無法修復磨損減

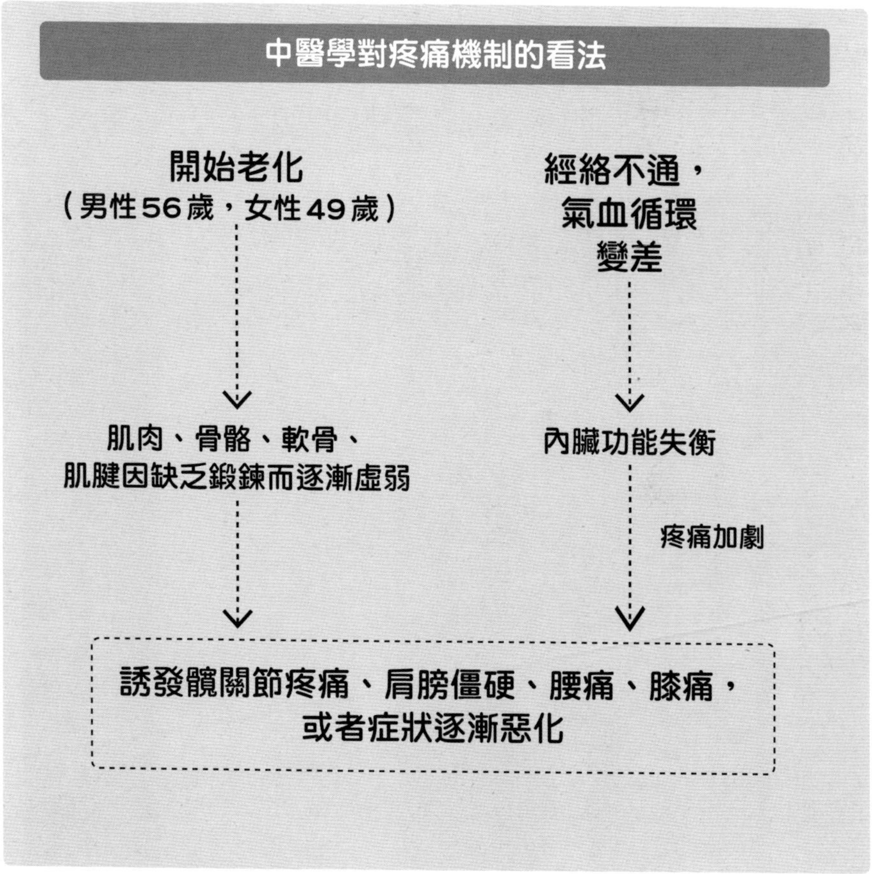
中醫學對疼痛機制的看法
開始老化
（男性56歲，女性49歲）
肌肉、骨骼、軟骨、
肌腱因缺乏鍛鍊而逐漸虛弱
經絡不通，
氣血循環
變差
內臟功能失衡
疼痛加劇
誘發髖關節疼痛、肩膀僵硬、腰痛、膝痛，
或者症狀逐漸惡化

少的軟骨，而是用來減緩增齡造成的骨骼和軟骨衰退，以及肌肉老化的速度，並且進一步滋補強化。透過強化骨骼和肌肉，調整以關節為軸心的全身平衡，從根源解決問題以緩和疼痛，這一點和西方醫學大不相同。

另外，「腎」主管下半身的骨骼、軟骨和關節，因此透過【5大生藥方劑】滋補「腎」，不僅緩解髖關節疼痛，還有助預防膝關節、踝關節等關節疼痛。

然而部分患者看過自己髖關節軟骨磨損，變得殘缺不齊的X光片之後，或許不太相信「只要服用【5大生藥方劑】，並且勤加鍛鍊骨骼和肌肉以調整全身平衡，髖關節疼痛自然會逐漸緩和並消失」。

舉例來說，大家是否看過有O型腿（雙膝朝向外側）問題的高齡者走起路來身體左右搖晃？乍看之下他們似乎有髖關節和膝關節疼痛問題，然而本人卻依舊健步如飛，看起來一點問題都沒有。

並非每個人到了70歲才出現髖關節疼痛症狀，有些人60多歲就深受關節疼痛所苦，而有些人則是80好幾還健步如飛。這之間最大的差異在於以關節為軸心的全身平衡。

漢方消除疼痛，再次健步如飛

雖說【5大生藥方劑】能緩和關節疼痛，但畢竟不是止痛劑，無法立即消除疼痛，而且中途停用還可能使效果大打折扣。人體細胞更新周期為90天，亦即改善體質至少需要一個周期（3個月），因此建議大家持續服用一個周期以上。

消除疼痛的所需時間存在個體差異，通常年齡較低且疼痛尚未演變成痼疾的情況下，有希望在一個周期內緩和疼痛。

另外，剛開始服用卻疼痛加劇時，可以並用中藥材「水蛭」。「水蛭」即我們熟悉的棲息於有水區域的「螞蟥」，但作為中藥材的水蛭具有促進血液循環，排除老舊廢物效果，同時也能幫助止痛。

舉例來說，長年深受髖關節疼痛折磨，擔心只服用【5大生藥方劑】會成效不彰的人，或者從事照護等工作，避免不了一些造成下半身負擔的動作，因此想要採取預防性措施的人，建議可以同時並用「水蛭」。

待疼痛完全緩解後，就無須繼續服用【5大生藥方劑】。

然而髖關節疼痛終究是隨增齡而來的產物，很可能2～3年後髖關節部位會再出現不舒服的異狀。而所謂異狀，指的是一些髖關節開合困難、動作異於往常等只有本人才察覺得到的細小狀況。

只要發現任何異常現象，請及早服用【5大生藥方劑】，因為髖關節疼痛只會徒增身心痛苦，大家平時務必好好關心自己的髖關節。

我也聽過不少人跟我反應，服用3個月以上的【5大生藥方劑】，不僅髖關節疼痛緩和，也因為身體狀況獲得改善，一併解決了肌肉僵硬、發麻，腰痛和膝痛等問題。

【5大生藥方劑】除了作用於「腎」和「肝」，也在相互影響下改善了「心」「脾」「肺」，彼此相輔相成提升改善體質的功效。

目前【5大生藥方劑】已經以「活樂寶」漢方保健食品的形式在日本市面上流通，方便大家更容易取得。

（邱紅梅）

【5大生藥方劑】所使用的生藥

海風藤

●歸經　心、腎經
●功效　祛風濕、通經絡、緩和疼痛與麻痺症狀

用於治療關節、腰、足疼痛，以及撞傷、浮腫。

穿山龍

●歸經　肝、肺經
●功效　促進血液循環、放鬆僵硬肌肉、消除風寒濕痺

緩和腰部和足部的疼痛、麻痺症狀，消除捻挫傷造成的腫脹。

豨薟草

●歸經　肝、脾、腎經
●功效　祛風濕、通經絡、緩和疼痛與發麻。強化筋骨、抑制發炎

用於改善骨骼和關節疼痛、四肢麻木、腳弱無力等症狀。

木瓜

●歸經　肝、脾經
●功效　放鬆僵硬肌肉、治療抽筋。消除風寒濕痺。有效緩和足部腫脹、疼痛

木瓜是除濕利痺、消除疼痛的常用藥物。

臭梧桐

●歸經　肝、膀胱經
●功效　治風濕引發的疼痛和麻痺症狀

並用豨薟草，發揮相得益彰的效果。

＊風濕、寒濕　感冒。風濕、寒濕滯留於關節或肌肉，導致經絡不通並誘發疼痛。
＊歸經　藥物對於人體某些臟腑、經絡有特殊作用。

出處：【中藥大辭典】

在不舒服的部位貼暖暖包，促進血液流動以改善疼痛、僵硬等不適症狀

寒氣造成臟器功能下降，誘發關節疼痛

相信在各位讀者之中，應該有不少人常有「發冷」的經驗。或許有人認為「這是體質問題，我也無能為力」而不做任何努力，但「發冷」其實是身體發出ＳＯＳ的警訊。

身體發冷是因為血液流動不順暢，導致身體無法順利產生熱量。實際上，血液黏度隨溫度降低而升高，若再加上體溫下降，血液流動情況會更加惡化，進而使身體發冷情形變嚴重。

我們的身體究竟發生什麼事了呢？首先，新鮮的氧氣和養分無法送達身體每一個角落，老舊廢物因此囤積於體內，造成所有臟器功能下降。血液循環不良導致肌肉緊繃，進而誘發關節疼痛、僵硬。這時若再加上體溫下降，原本負責監測病毒和病原體並適時發動攻擊的免疫系統也會明顯失去功效。

反過來說，想要預防身體不適並維持身體健康，首要之務是排除身體寒氣，促進血液循環。

副交感神經處於優位，身心放鬆效果佳

針對這個問題，推薦大家使用拋棄式貼式暖暖包保暖身體的這個方法（貼法請參閱Ｐ124）。將暖暖包貼在感到不適的部位，促進該部位與周圍區域的血液循環，同時活化內臟器官的運作功能。舉例來說，有便祕或腹瀉困擾時，溫熱小腸所在的肚臍附近，促進這個部位的血液循環並提高小腸運作功能，自然能幫助緩和症狀。

改善血液循環也具有放鬆肌肉的效果，將暖暖包貼在肩部、腰部，有助消除肩膀僵硬或腰痛症狀。

從中醫的觀點來看，身體溫熱能幫助調和氣（生命能量）／血（血液）／水（血液以外的體液）之間的平衡順暢。西方醫學主張血液停滯是引起疾病的主因，而東方醫學則認為除了血液外，「氣／水」不通也是造成身體

不適的原因。換句話說，只要保暖身體以消除體寒，氣／血／水一流通，不適症狀自然獲得改善。

進行暖暖包治療時，由於一般使用的暖暖包溫度大約65度C，所以絕對不要直接接觸身體，多加留意低溫燙傷。至於貼的時間長短，只要感覺「舒服」，一直貼著也沒關係。

另外，請記得避開敏感部位。不要想得太困難，總之先嘗試體驗一下。

（川嶋朗）

拋棄式暖暖包使用 Q&A

Q 何時使用暖暖包？

A 基本上，任何時間都可以使用。由於外出時容易感到寒冷，建議外出之前貼上暖暖包以保持全身溫熱。

Q 什麼人不適合使用暖暖包？

A 患有糖尿病等神經病變的人由於熱覺感知功能下降，恐有燙傷之虞。因此溫度感覺異常而感受不到熱度的人，建議使用前先諮詢主治醫師。

另外，使用暖暖包時出現臉部脹紅或全身發熱的人，也建議當下先不要繼續使用。

Q 具體而言，理想的使用時間是多長？

A 在感到舒服的範圍內，以不出汗的程度為原則，要貼多久都可以。

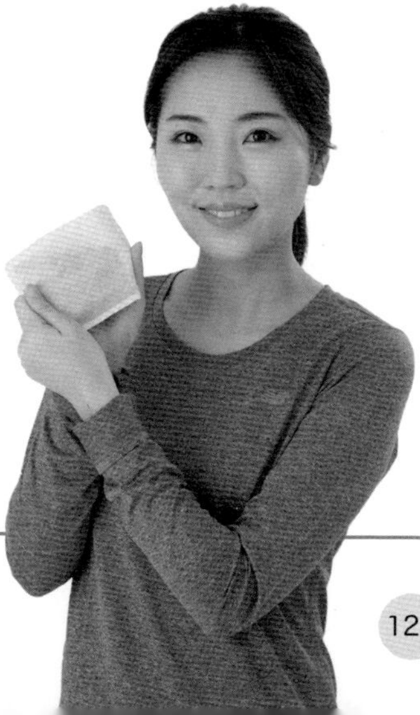

拋棄式暖暖包貼法

這裡使用的暖暖包是一般拋棄式貼式暖暖包。請在感覺「溫暖」、「舒服」的範圍內使用。使用期間出現「臉部脹紅」的情況，請立即撕掉。

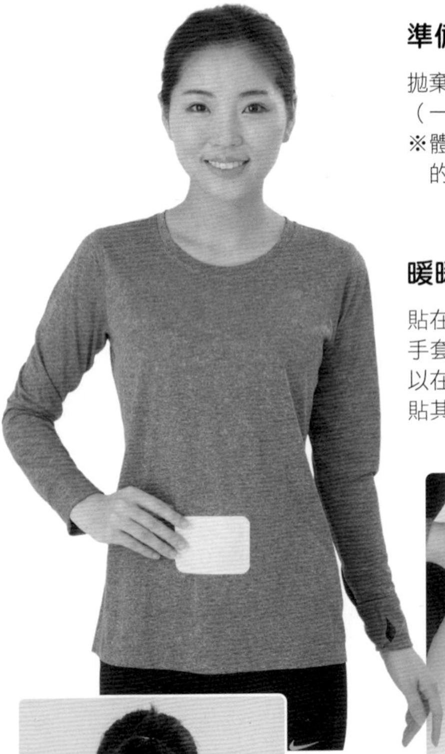

準備用具

拋棄式的貼式暖暖包
（一般尺寸為130×95mm）
※體型瘦小的人也可以使用迷你尺寸的暖暖包

暖暖包貼法

貼在衣服、內衣褲、束腹帶、襪子或手套上。若身上有多處不適部位，可以在某個部位感覺舒服後，撕下來換貼其他部位。

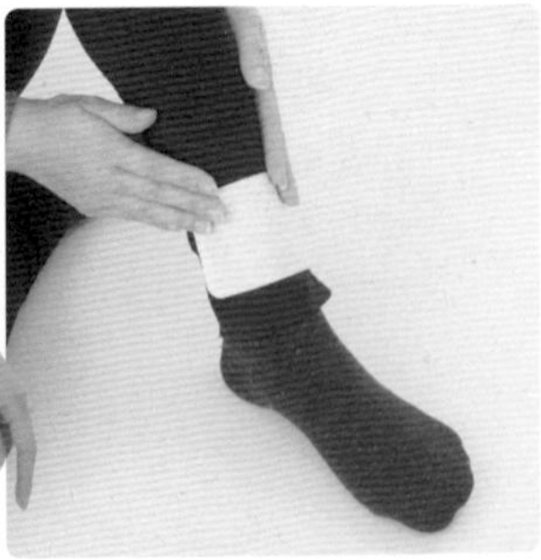

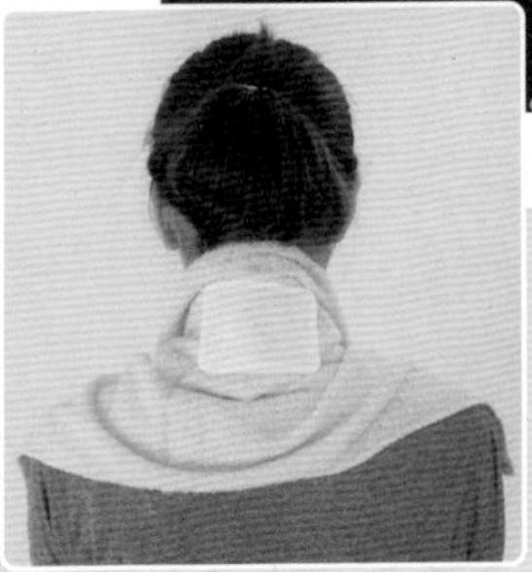

請勿直接貼在皮膚上

像是頸部等露在外面的部位，請勿將暖暖包直接貼於皮膚上。先用毛巾或圍巾鋪在不適部位，然後再貼上暖暖包。

用於治療髖關節疼痛

針對髖關節疼痛問題，建議將暖暖包貼在臀部區。髖關節疼痛因年齡增長或長期姿勢不良，造成髖關節軟骨或骨骼逐漸磨損、變形而引起。將暖暖包貼在臀部區，幫忙促進髖關節附近的血液循環並放鬆肌肉，進一步緩解疼痛症狀。

首選特效區

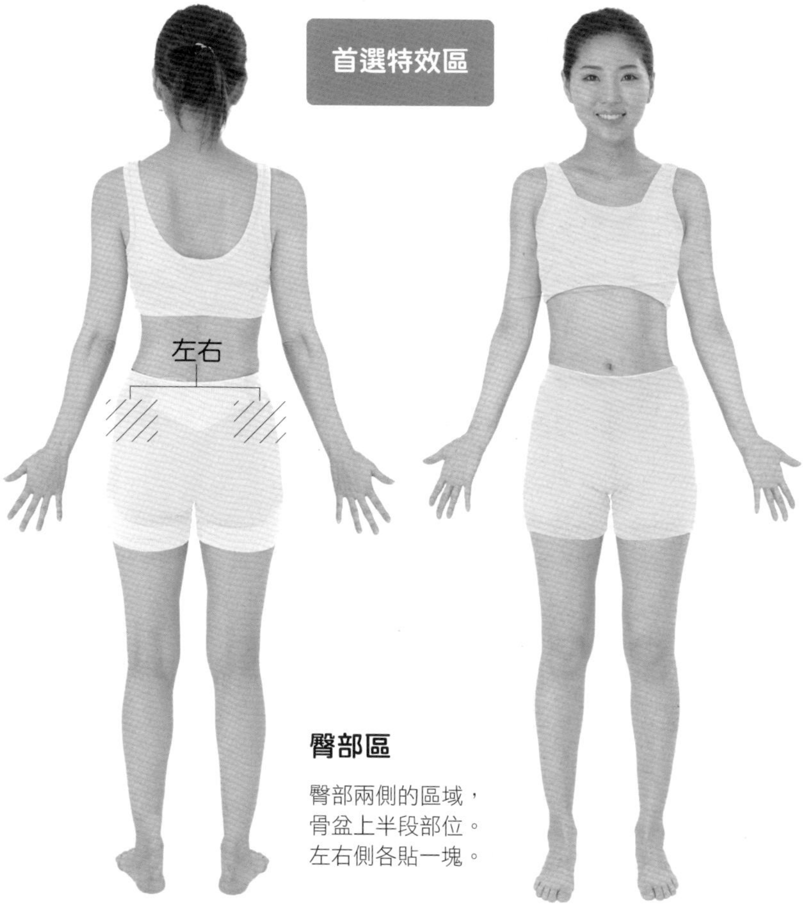

臀部區

臀部兩側的區域，
骨盆上半段部位。
左右側各貼一塊。

支撐全身的地基——腳趾一旦變形，恐造成髖關節、腰部疼痛，甚至演變成無法走路的危險因子之一

腳趾一旦變形，恐造成身體歪斜

引起膝痛、髖關節痛、腰痛的最大原因之一是腳趾變形。

腳趾是支撐全身的地基。腳趾伸直使腳趾與地面接觸面積變大，進而衍生踩踏力量，並透過這股力量支撐身體平衡。

相反地，腳趾若蜷縮變形，容易因為無法用力踩踏地面而導致身體失衡並歪斜，最終演變成關節或腰部疼痛。

我想平時會仔細觀察自己足部的人應該不多，所以現在讓我們打赤腳稍微觀察一下足部形狀。請大家參考下頁三種類型的圖示。

最理想的足部形狀是拇趾和小趾各自向外張開的「外擴型」。

而小趾朝向內側的「三角型」是黃色警戒信號；小趾和拇趾皆朝向內側的「棺材型」則代表腳趾已經嚴重變形。

接著觀察腳趾狀態（請參考下一頁）。腳趾沒有貼地，稍微向上浮起為「浮趾」；腳趾彎曲為「槌狀趾」；小趾無力倒向一邊，趾甲朝向外側為「側倒趾」，只要出現其中任何一種情況，表示腳趾正逐漸演變成棺材型，不僅容易誘發疼痛，也可能有無法行走且需要專人照顧的風險。

鞋跟歪斜的鞋子容易造成腳趾變形

那麼，腳趾為什麼會變形呢？

原因之一是平時總是穿著襪子和鞋子的生活。鞋子和過緊的襪子將拇趾和小趾向內側擠壓而造成變形。

既然如此，改穿大一號的鞋子和柔軟材質的襪子可以嗎？鞋子若太大，走路時足部會在鞋子裡滑動，造成足跟四處移位，這反而也是腳趾變形的因素之一。

同樣的道理，穿拖鞋、涼鞋、木屐、人字拖等走路，都會因為足跟無法牢牢固定，導致腳趾為了抓緊鞋子而蜷縮。

筆者將容易造成腳趾變形的生活習慣、疑似腳趾變形的身體狀態彙整於P128「腳趾檢測表」中，請大家檢視自己的情況，確認是否有符合項目。

根據三種類型和腳趾檢測表，發現自己是黃色警戒信號或危險信號時也無須過於擔心。即便腳趾變形，只要勤加操作筆者發明的【腳趾伸展體操】，同樣有助於改善變形問題。操作方式如P131所示，現在讓我們開始做操吧。

（今井一彰）

腳趾三種類型

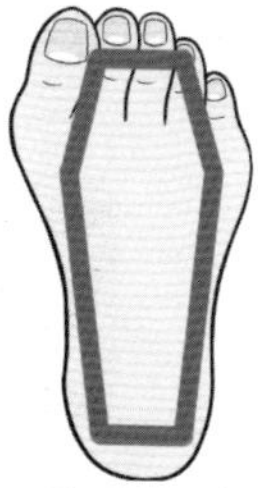

危險信號的棺材型
（拇趾外翻）

小趾和拇趾皆朝向內側彎曲，將來無法走路的可能性非常高。

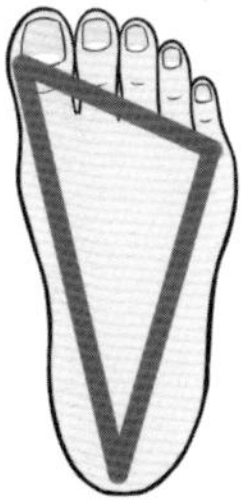

黃色警戒信號的三角型
（小趾內翻）

小趾朝向內側彎曲或傾倒，小趾趾甲變小，代表腳趾正逐漸歪斜。

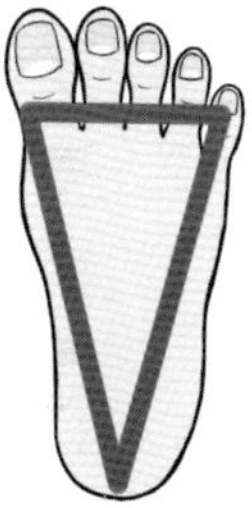

理想的外擴型

小趾和拇趾各自朝向外側張開，能夠充分活用雙腳力量。

腳趾的主要變形類型

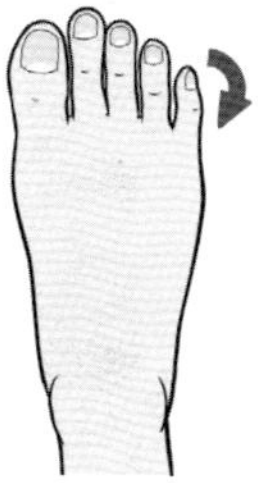

側倒趾

腳趾向側邊傾倒，趾甲朝向外側。多發生於小趾。

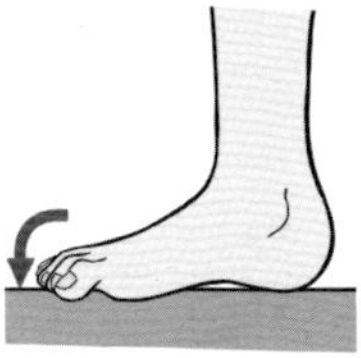

槌狀趾

第一節關節彎折，腳趾呈彎曲狀。

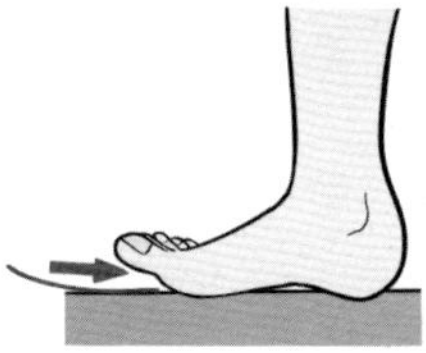

浮趾

腳趾浮在半空中，沒有緊貼地面。

你能一直
走到人生盡頭嗎？

腳趾檢測表

- □ 拇趾根部碰到鞋子時會痛
- □ 沒有足弓或足弓很淺（扁平足）
- □ 腳趾無法作出剪刀石頭布的動作
  （拇趾和食趾用力前後張開是剪刀動作）
- □ 在家經常穿著室內拖
- □ 常穿涼鞋、人字拖、木屐
- □ 每到晚上都會有雙腳浮腫現象
- □ 因為怕冷，經常穿2雙襪子
- □ 容易跌倒或絆倒
- □ 感覺走路速度愈來愈慢
- □ 討厭走路，也不喜歡走階梯

0個→A 健康的腳趾！透過腳趾伸展操提早預防變形。

1～5個→B 黃色警戒信號！不確實伸展腳趾，恐怕不久的將來會需要專人照顧。

6個以上→C 幾乎需要專人照顧的危險信號！恐怕將來無法走路。

【腳趾伸展體操】改善腳趾變形，消除髖關節等關節痛！有希望避免椎管狹窄症手術或改善類風濕性關節炎

主訴下半身不舒服的人之中，約9成有小趾變形問題！

腳趾中負責維持身體穩定性的大功臣是小趾。

就身體結構而言，膝關節容易向外側傾斜，而小趾好比煞車系統，能有效防止膝關節移位。

當小趾因變形而失去煞車功能，雙腳會因為雙膝距離愈來愈大而變成O型腿。O型腿導致髖關節向外側張開、骨盆歪斜，最終引發髖關節疼痛或腰痛。

另一方面，骨盆歪斜也會連帶造成上半身歪一邊，因演變成駝背等不良姿勢而誘發肩頸僵硬等問題。

小趾向內側彎曲的三角型足部（請參考P127）稱為「小趾內翻」，這是最常見的足部變形。前來診療所就診並主訴下半身不舒服的患者之中，約9成有小趾內翻問題。

拇趾向內側彎曲的拇趾外翻也因小趾內翻而引起。小趾和拇趾皆向內側彎曲的情況，稱為棺材型足部（請參考P127）。

附帶一提，有小趾內翻問題時，通常不會出現疼痛症狀，但有拇趾外翻問題時，多半伴隨拇趾根部疼痛。

我認為【腳趾伸展體操】能夠有效防止腳趾變形，並且改善變形。只要將手指插入對側腳的腳趾之間，輕輕往足背側和足底側伸展就可以了，非常簡單的腳趾伸展操。

持續操作能讓雙腳更紮實地踩踏地面，身體也會更加安定。

改善血管浮現的下肢靜脈曲張

【腳趾伸展體操】並非只能改善膝痛、腰痛和髖關節痛。

【腳趾伸展體操】還有助於改善椎管狹窄症。椎管狹窄症是指脊椎管腔（內有延伸自腦的脊髓通過）變狹窄，進而引發腰痛、麻痺、行走困難等病徵。

以我父親為例，他曾經被醫師診斷為椎管狹窄症，也決定接受手術治

療。但我仔細研究父親的MRI影像後，發現狹窄問題並沒有非常嚴重。

於是我仔細教導父親操作【腳趾伸展體操】，並且讓他外出時確實綁緊鞋帶，以避免走路時腳趾蜷縮。

持續操作3個月左右，疼痛和麻痺症狀都消失了。

另外也有不少操作【腳趾伸展體操】後，減少服用止痛藥甚至停藥的案例。

其中不乏有人藉此改善下肢靜脈曲張和類風溼性關節炎的問題。

不自然的腳趾動作連帶使小腿肌肉無法充分收縮，進而影響將血液回送至上半身的功能。此外，小腿肚的血液循環不良也會導致血管劣化，引發下肢靜脈曲張。這些症狀同樣可以透過【腳趾伸展體操】加以改善。

至於類風濕性關節炎，特徵之一是身體受寒時容易導致症狀惡化，再加上患者多半因為疼痛而不願意活動身體，造成肌力逐漸下降，這樣的惡行循環下更難以有效改善身體冰冷問題。

但現在只要勤加操作【腳趾伸展體操】以提高身體活動力，不僅能再次找回行動力，也能有效解決手腳冰冷問題，並且進一步改善關節疼痛症狀。

雖然【腳趾伸展體操】並非根治方法，但並用類風濕性關節炎的正統治療，改善疼痛等症狀將指日可待。

另一方面，雖說【腳趾伸展體操】具有各種療效，但腳趾原本就是容易彎曲的構造，若沒有持續做操，腳趾很快又會恢復原狀。為避免腳趾經常處於蜷縮姿勢，必須讓腳趾牢牢記住伸展狀態。而最基本的方法就是做完【腳趾伸展體操】後盡量多走路。但有下半身疼痛症狀的人，走太多路反而容易造成症狀惡化，因此向大家推薦「小步走」，操作方法請參照P135的說明。

（今井一彰）

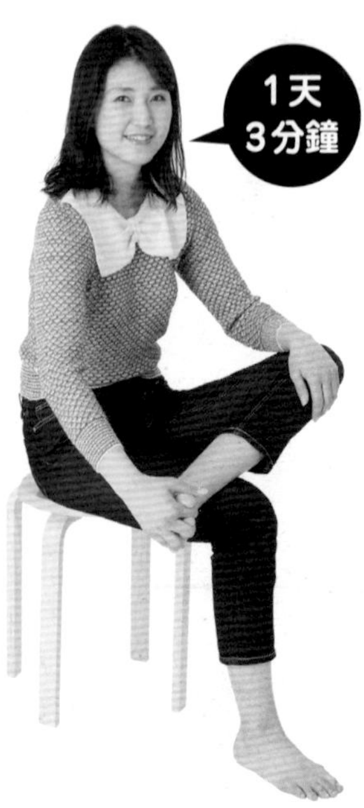

可以坐在椅子上進行腳趾伸展體操。一天只需要3分鐘，便能有效解決疼痛。

1天3分鐘！端正姿勢，消除疼痛
【腳趾伸展體操】操作方法

今井一彰

【腳趾伸展體操】的操作方法非常簡單，一天只需要3分鐘。只要足底安穩支撐身體，姿勢自然變端正。伸展體操同時也能矯正關節歪斜，進一步緩解膝痛、腰痛和髖關節痛等疼痛問題。當身體不再疼痛，自然能健步如飛，也能提升下半身肌力，預防長期臥床不起的情況發生。操作重點在於不要用力握緊腳趾，也不要過度彎曲腳趾，輕輕握住並伸展腳趾便足以發揮功效。

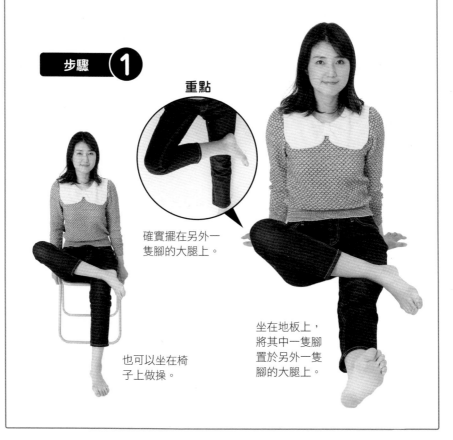

步驟 1

也可以坐在椅子上做操。

重點

確實擺在另外一隻腳的大腿上。

坐在地板上，將其中一隻腳置於另外一隻腳的大腿上。

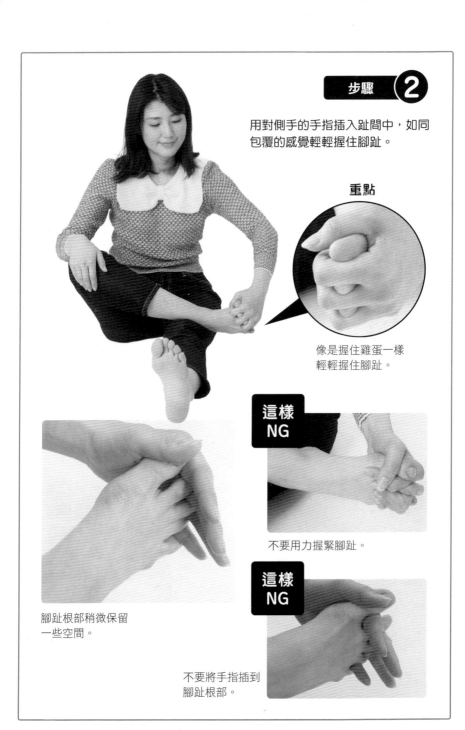

步驟 2

用對側手的手指插入趾間中，如同包覆的感覺輕輕握住腳趾。

重點

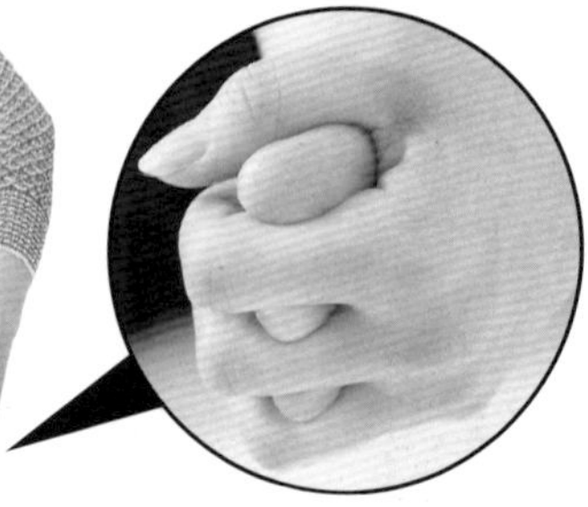

像是握住雞蛋一樣輕輕握住腳趾。

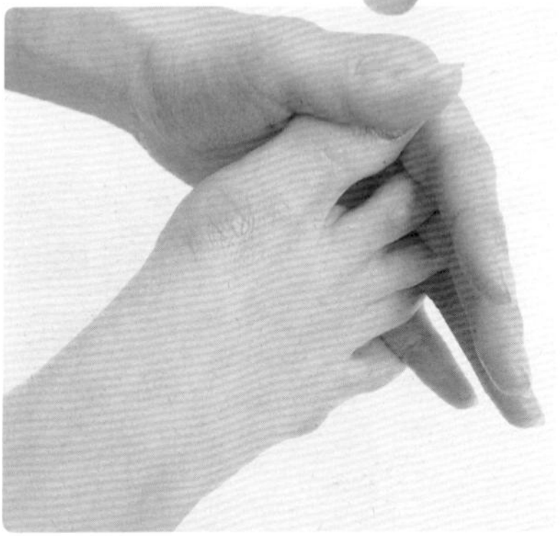

腳趾根部稍微保留一些空間。

這樣NG

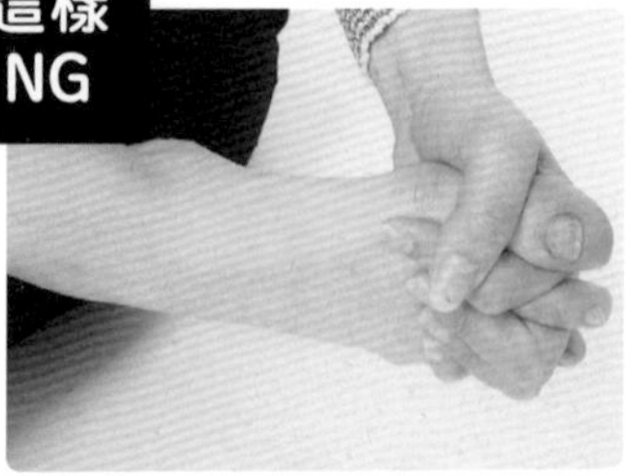

不要用力握緊腳趾。

這樣NG

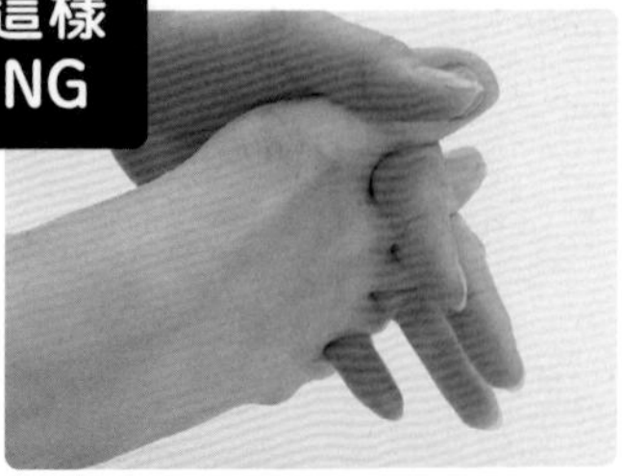

不要將手指插到腳趾根部。

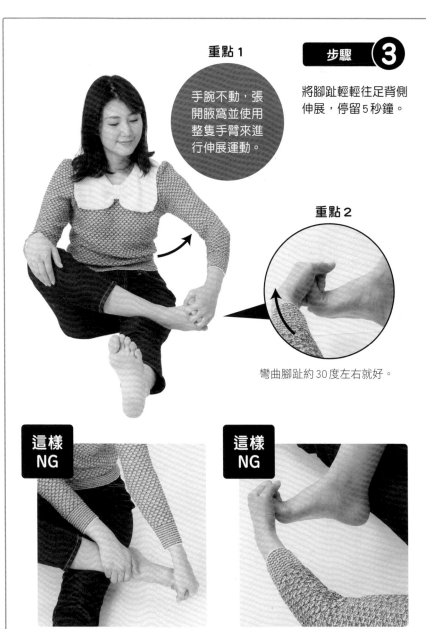

步驟 3

將腳趾輕輕往足背側伸展，停留5秒鐘。

重點 1

手腕不動，張開腋窩並使用整隻手臂來進行伸展運動。

重點 2

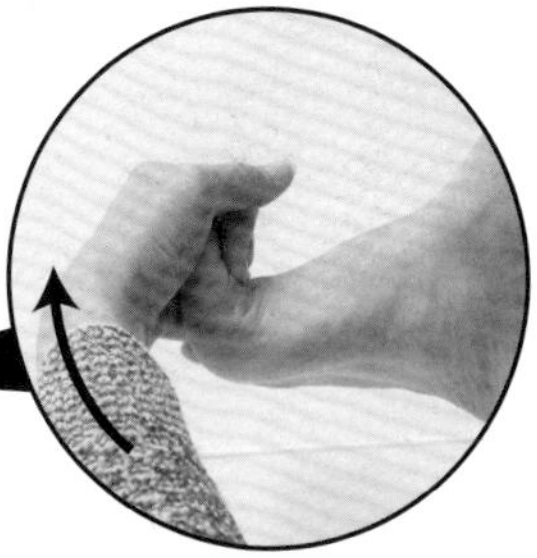

彎曲腳趾約30度左右就好。

這樣NG

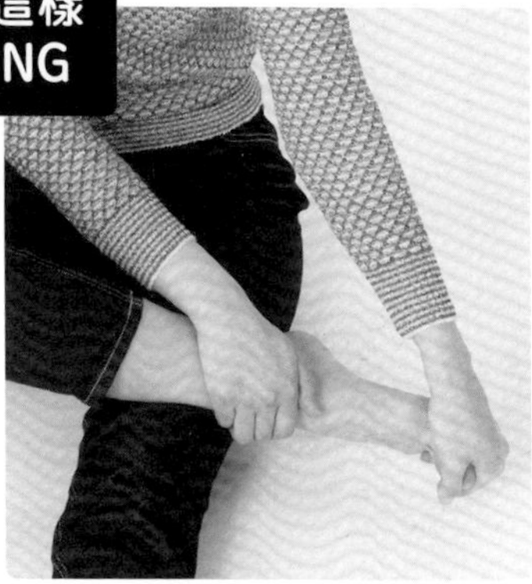

不要扭轉，也不要過度彎曲。

這樣NG

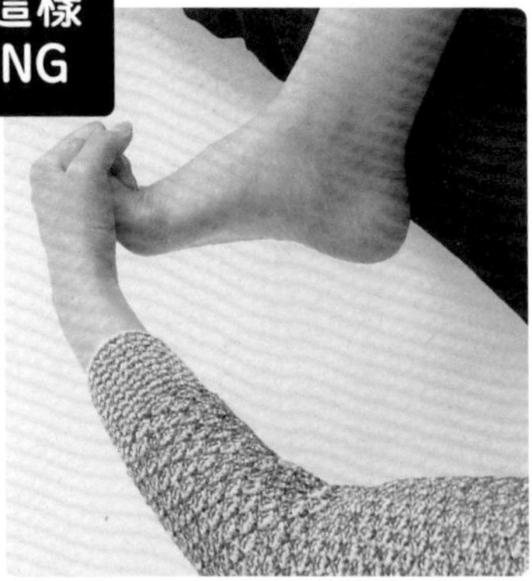

不要過度彎曲腳趾。90度以上已經是過度彎曲。

重點 1

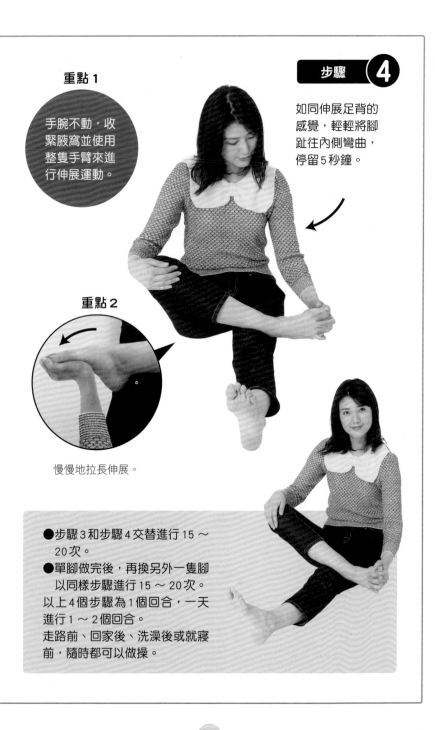

手腕不動，收緊腋窩並使用整隻手臂來進行伸展運動。

步驟 4

如同伸展足背的感覺，輕輕將腳趾往內側彎曲，停留5秒鐘。

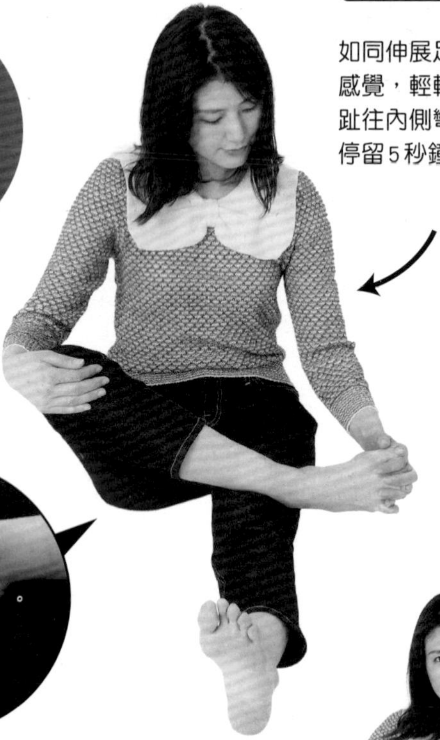

重點 2

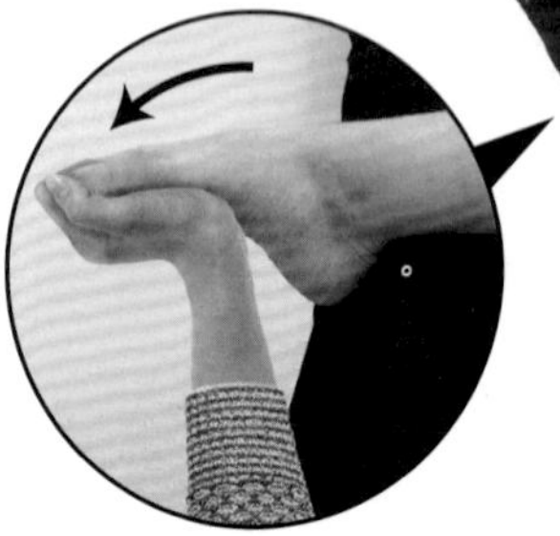

慢慢地拉長伸展。

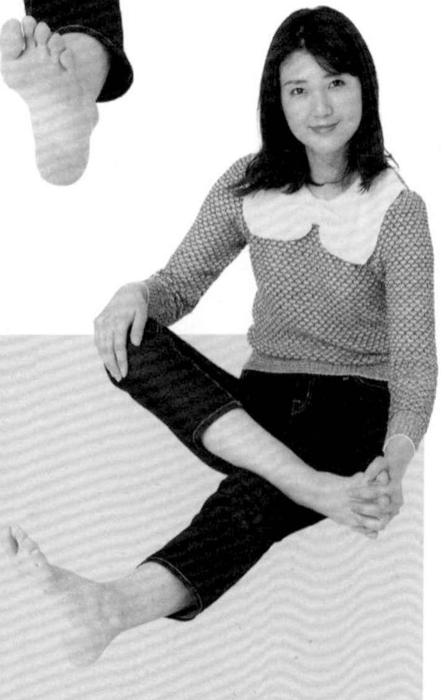

●步驟3和步驟4交替進行15～20次。
●單腳做完後，再換另外一隻腳以同樣步驟進行15～20次。
以上4個步驟為1個回合，一天進行1～2個回合。
走路前、回家後、洗澡後或就寢前，隨時都可以做操。

不造成腰部負擔，腳趾伸長走路方式
【小步走】走路方法

今井一彰

小步走是伸長腳趾的走路方法。走路時刻意縮短步長，以腳趾伸長的狀態向前走。伸長腳趾後走路，效果會更好。確實使用腳趾，想像腳趾推壓地面，以較短的步伐向前走。
習慣這個方法之後，再試著慢慢增加步數。活用足底肌肉能有效提升小腿肚的幫浦功能以促進全身血液循環，同時幫助消除浮腫。誠心推薦給下半身疼痛的人，以及上了年紀的高齡者。

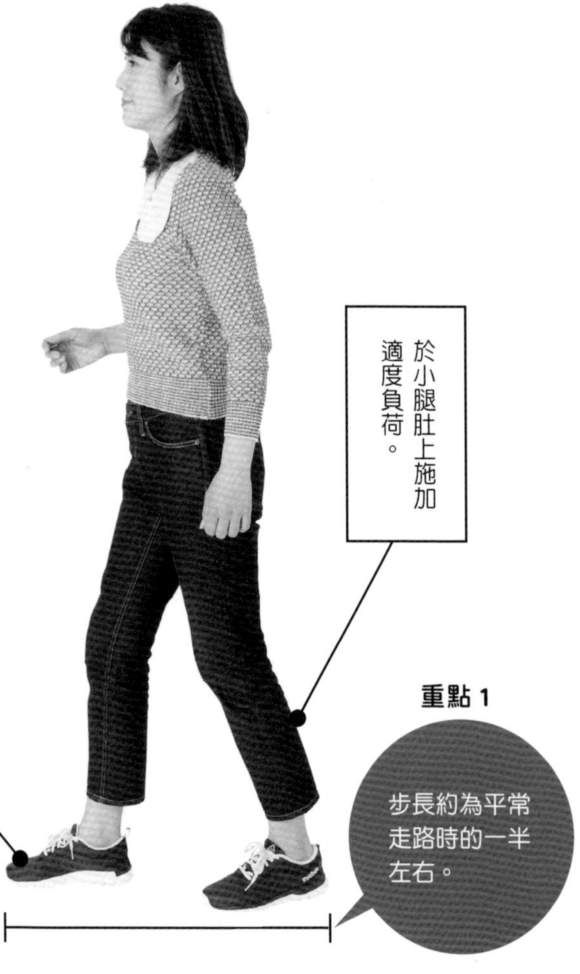
於小腿肚上施加適度負荷。
確實伸長腳趾。
重點 1
步長約為平常走路時的一半左右。

揉搓人體縮圖的指蹼間隙，有助於促進全身血液循環，改善疼痛與不適症狀！

活化全身內臟／器官的功能，促進血液流動

接下來向大家推薦【揉壓指蹼間隙】體操，顧名思義就是揉壓手指與手指之間的皮膚給予刺激，藉此預防並減緩身體諸多不適症狀的健康操。

這個方法非常簡單，而且前來我的針灸治療院所的患者中，有不少人透過【揉壓指蹼間隙】體操改善高血壓、腰痛、視力不佳等問題。

另外，這20幾年來，我自己也多虧揉壓指蹼，改善了嚴重的肩背僵硬和手腳冰冷問題。

在忙忙碌碌的每一天，偶爾會突然發生心律不整或心悸現象，也全多虧揉壓指蹼才得以使症狀在短時間內平息下來。

平時在針灸治療院所裡，我以針灸師的身分為患者進行「手指針」，但為了讓患者能夠在家自行按壓保健，我思考出【揉壓指蹼間隙】這個非常簡單的健康保健操。

手指針是指找到手指上與疾病相對應的穴位，並透過針灸給予刺激以改善症狀。人體有14條經絡（名為氣的生命能量通路），其中6條經過雙手，在所有經絡沿線上共有345個穴位。

這些穴位依人體形狀，宛如「全身縮圖」地排列在手上。舉例來說，中指第一關節前的部位對應頭部，而這個部位稱為「反射區」，手指針就是針對內臟和器官、身體各部位相對應的反射區進行針灸治療。

除了手掌、手背、手指外，就連指蹼上也有對應全身的反射區（請參考P138～139的插圖）。

換句話說，只要針對感到不適的內臟／器官，找到其相對應的反射區並給予刺激，便能活化該內臟／器官的功能和血液循環，進而改善不適症狀。

指蹼對刺激很敏感，容易讓大腦和身體產生反應

在整個手部，指蹼的血液流動情況

最差。大家可以將血管想像成一條很長的排水管，而指蹼相當於排水管最細的部位，或者是彎曲部位。

這些部位或大或小有排水困難或水流受阻情況，只要針對這些部位進行排除滯流的管理，自然能夠順利排水。

如同管理排水管的排水功能，只要刺激指蹼以促進血液流動，自然能改善全身的血液循環，進而解決血液循環不良所造成的肩頸僵硬／疲勞、失眠等症狀。

另一方面，指蹼的皮膚柔軟，對刺激十分敏感，相對容易讓大腦和身體產生反應，也更容易感受到效果。

如上圖所示，指蹼處有名為「八邪」的穴道。對稱位於左右手的手背上，雙手共有八個指蹼，所以左右兩側共八穴。而「邪」是引起疾病的原因總稱，只要刺激八邪以促進全身的血液流動，自然能有效消除身體疲累。

除此之外，拇指和食指根部會合處有個名為「合谷」的穴道，據說刺激這個穴道能提升腦部血流。

請大家務必養成每天【揉壓指蹼間隙】的習慣，相信對改善症狀一定有很大的幫助。

（松岡佳余子）

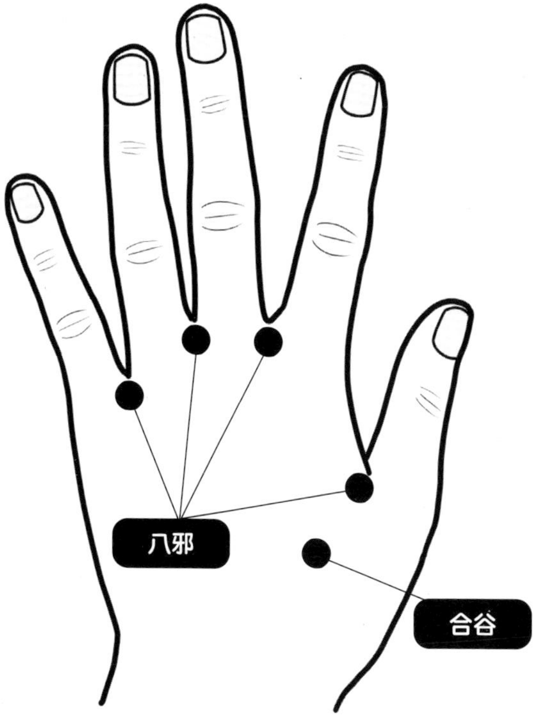

「八邪」穴位於手指與手指之間，左右手手背對稱，所以左右兩側共計八處，具有消除身體疲累的功效。「合谷」穴位於拇指和食指根部的會合處，據說具有提升腦部血流的功效。

各指蹼間隙和臟器、身體各部位有密切關係

指蹼間隙與全身反射區的對應關係

松岡佳余子

指蹼間隙有對應內臟、器官、身體各部位的反射區。首先，揉壓各指間以刺激反射區，確認疼痛和腫脹。

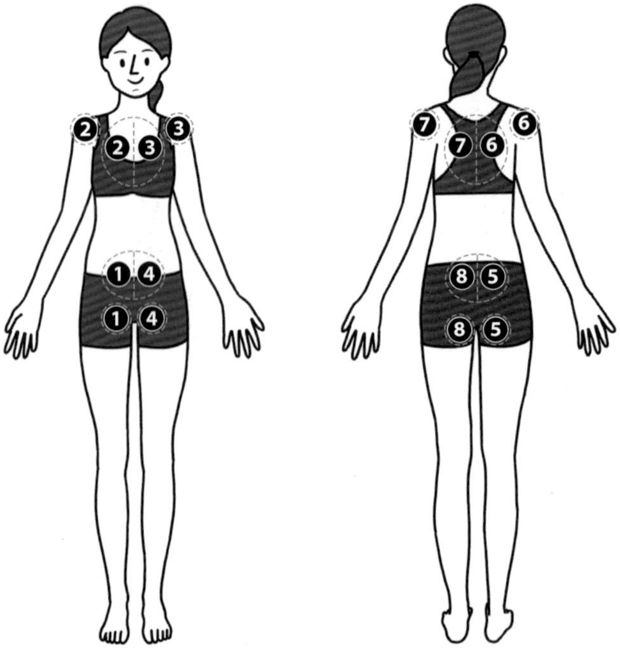

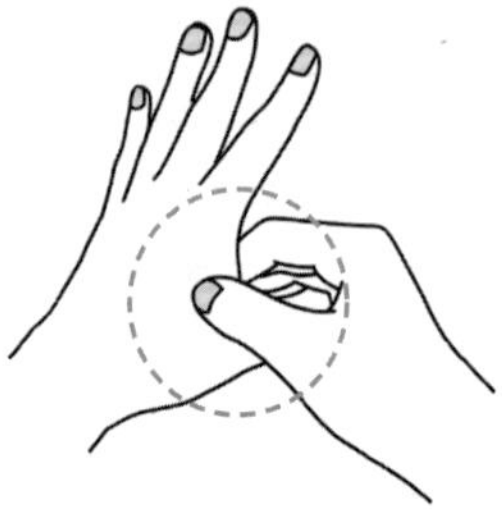

從手掌手背兩側按壓指蹼間隙，同時刺激手掌側與手背側的反射區

揉壓指蹼間隙的方式請參照P140的詳細解說，但基本方法為以拇指和食指夾住指間後揉壓。以上下夾住的方式按壓，可以同時刺激手掌側和手背側的反射區，有效改善不適症狀。

部分反射區只存在於單側手

身體某個部位不舒服時，相對應的指蹼間隙反射區也會出現疼痛或腫脹現象。這時揉壓反射區給予刺激，有助改善身體不適症狀。

下圖以左手為例，但右手也有同樣的反射區。然而但肝臟位於身體稍微偏右側的地方，因此只有右手才有相對應的反射區。同樣的道理，心臟和胃偏身體左側，只有左手才有相對應的反射區。

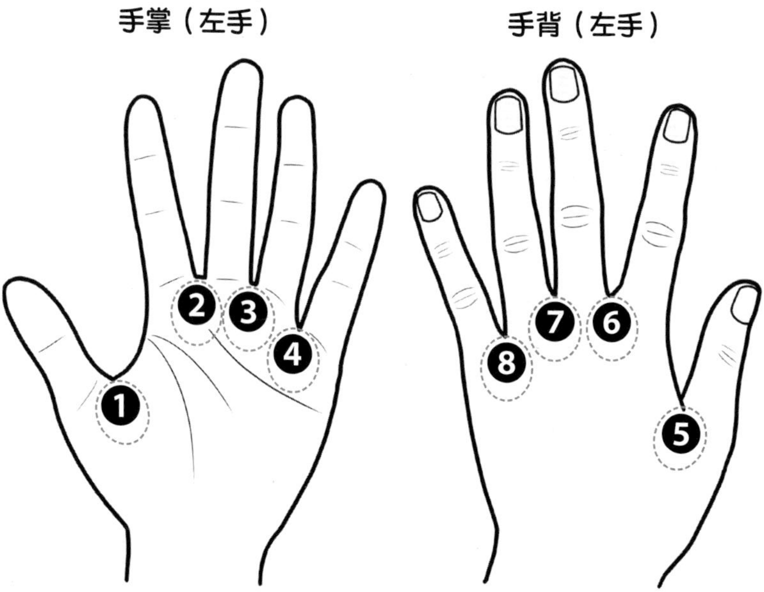

指蹼間隙相對應的身體部位

❶ 右髖關節、右鼠蹊部、右下腹部
❷ 右前肩、右前腋窩、右肺、右胸、右上腹部
❸ 左前肩、左前腋窩、左肺、左胸、左上腹部
❹ 左髖關節、左鼠蹊部、左下腹部
❺ 右腰下方、右臀部、右後大腿根部
❻ 右後肩、右背部、右肺背面
❼ 左後肩、左背部、左肺背面
❽ 左腰下方、左臀部、左後大腿根部

＊揉壓指蹼間隙也能改善活化部位附近的臟器功能

促進血液流動，改善各種不適症狀！

【揉壓指蹼間隙】的操作方法

松岡佳余子

【揉壓指蹼間隙】的操作方式非常簡單，只需要用對側手的拇指和食指夾住並揉壓就可以了。無須刻意挑選場地和時間，只要想到時操作一下，是方便每天操作的簡單健康操。

1天1次
任何時間
都可以操作

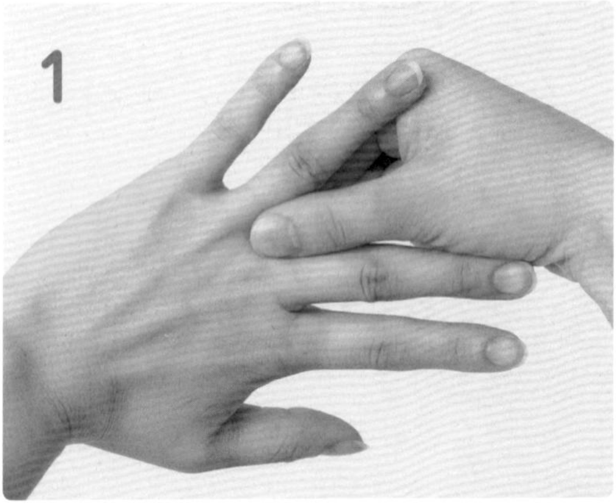

根據症狀，揉壓相對應的指蹼間隙

根據症狀，刺激相對應的指蹼間隙。以對側手的拇指和食指夾住並揉壓10～20次。

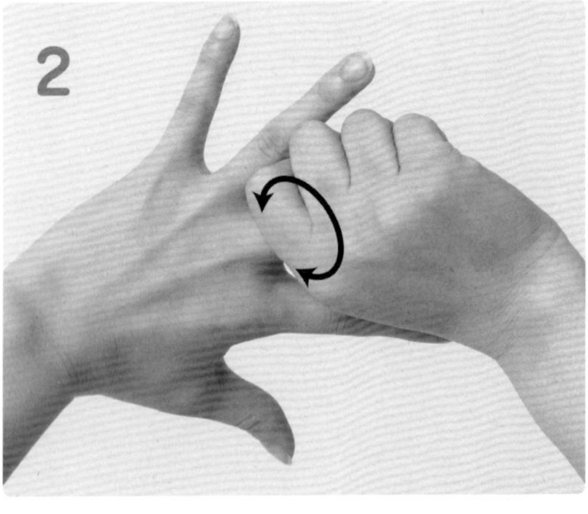

左右扭轉手指

針對**1**兩側的手指逐一扭轉手指根部。向左／向右各轉動10～ 20次。左右手交替進行**1**～**2**步驟(症狀若不同，可能不是扭轉兩側的手指，請務必依症狀參考各自的操作方法)。

髖關節痛

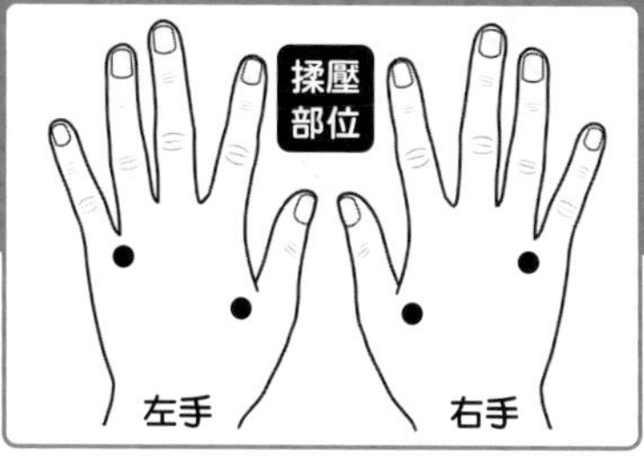

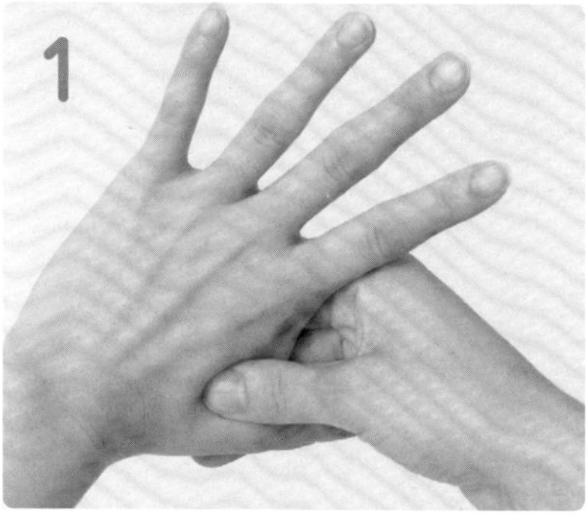

**揉壓拇指與食指間的
深層指蹼間隙**

用對側手的拇指和食指夾住拇指／食指間的深層指蹼間隙（從指蹼間隙前端算起約一指寬的下方處），然後揉壓10～20次。

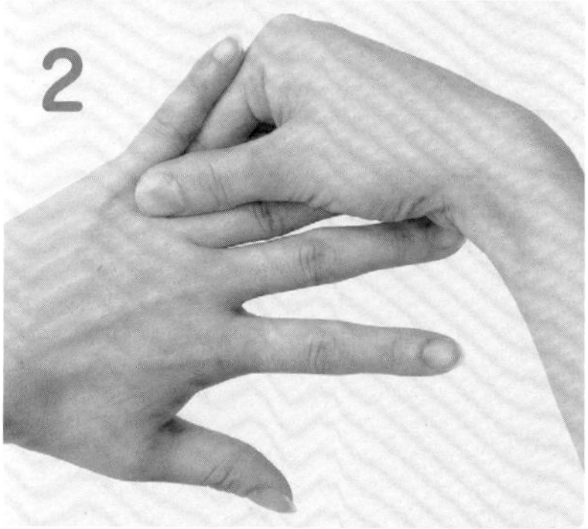

**揉壓無名指與小指間的
深層指蹼間隙**

用對側手的拇指和食指夾住無名指／小指間的深層指蹼間隙（從指蹼間隙前端算起約一指寬的下方處），然後揉壓10～20次。

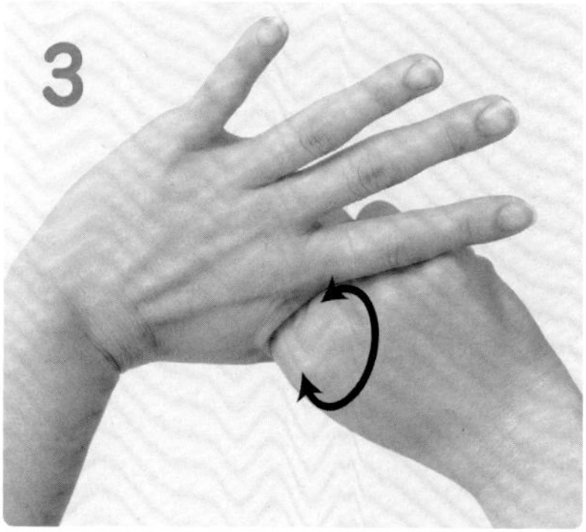

**左右扭轉拇指、食指、
無名指、小指**

用對側手緊緊握住拇指根部，向左向右扭轉10～ 20次，以同樣步驟扭轉食指、無名指和小指。左右手交替進行**1**～**3**步驟。

索引

英文

二劃

三劃

四劃

五劃

六劃

七劃

八劃

九劃

十劃

Staff
裝幀／永井秀之
內文設計／高橋秀哉　高橋芳枝
內文插畫／高橋枝里
編集輯力／日下部和恵
責任編輯／田川哲史（主婦の友社）　長岡春夫

名醫傳授髖關節疼痛自癒術

出　　版／楓葉社文化事業有限公司
地　　址／新北市板橋區信義路163巷3號10樓
郵政劃撥／19907596 楓書坊文化出版社
網　　址／www.maplebook.com.tw
電　　話／02-2957-6096
傳　　真／02-2957-6435
編　　著／主婦之友社
翻　　譯／龔亭芬
責任編輯／王綺
內文排版／洪浩剛
校　　對／邱怡嘉
港澳經銷／泛華發行代理有限公司
定　　價／350元
初版日期／2022年3月

國家圖書館出版品預行編目資料

名醫傳授髖關節疼痛自癒術 / 主婦之友社作 ; 龔亭芬翻譯. -- 初版. -- 新北市 : 楓葉社文化事業有限公司, 2022.03　面；　公分

ISBN 978-986-370-388-4（平裝）

1. 骨盆 2. 關節 3. 疼痛 4. 健康法

416.617　　110021853